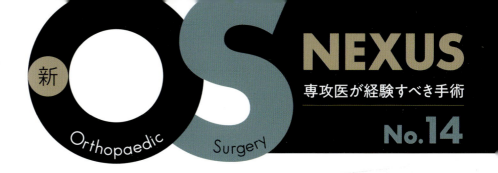

上肢の関節温存手術
考え方の基本と実際

担当編集委員
今井晋二 滋賀医科大学整形外科学講座教授

編集委員
松田秀一 京都大学大学院医学研究科整形外科学教授
今井晋二 滋賀医科大学整形外科学講座教授
今釜史郎 名古屋大学大学院医学系研究科整形外科学教授

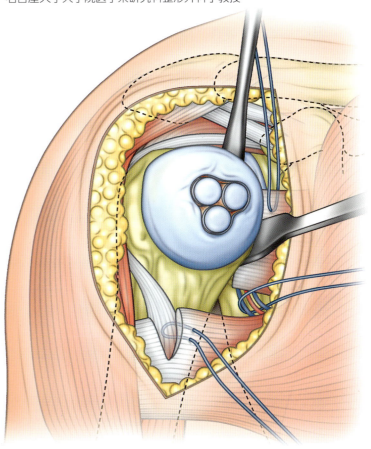

MEDICAL VIEW

本書では，厳密な指示・副作用・投薬スケジュール等について
記載されていますが，これらは変更される可能性があります。
本書で言及されている薬品については，製品に添付されている
製造者による情報を十分にご参照ください。

New OS NEXUS No.14
Joint Prevention Surgery of the Upper Extremity
（ISBN978-4-7583-2164-8 C3347）

Editor : IMAI Shinji

2025. 4. 10　1st ed

©MEDICAL VIEW, 2025
Printed and Bound in Japan

Medical View Co., Ltd.
2-30　Ichigayahonmuracho, Shinjuku-ku, Tokyo, 162-0845, Japan
E-mail　ed@medicalview.co.jp

序 文

　下肢，すなわち股・膝関節の手術では人工関節置換術が古くから試みられ，その手技と臨床成績は確立されています。しかし，金属製やポリエチレン製の人工物には耐用性の限界があり，これに抗して関節を温存して行う手術がこれまでも多く模索されてきました。骨盤の骨切り，大腿骨近位部の骨切り，大腿骨遠位部の骨切り，脛骨近位部の骨切りなどがその代表格ですが，いずれも時期がくれば人工関節に置き換えられることが念頭にあります。

　一方，上肢の関節，すなわち肩・肘の関節においても人工関節置換術が開発され，かなり期待できる臨床成績になっています。上肢の関節ではその構造において，神経・靱帯・腱などの軟部組織の介在が大きく，その機能により大きな役割に関与するので人工関節置換術ではカバーできない手術が数多くあります。時期がくれば人工関節に置き換えることを前提にするわけでありません。

　これまで上肢の関節温存手術を1つにまとめる試みはあまりありませんでした。特に手外科分野の関節温存手術には目覚ましいものがあります。月状骨不安定症はその疾患概念が定着したのも最近で，ましてや治療方針の発展には目を見張るものがあります。同じく，Kienböck病に対する骨切り術もコンセンサスが定着してきたところです。指関節領域の関節鏡も手外科領域では広まってきました。

　肘関節では短橈側手根靱帯，すなわちテニス肘に対する外科手術が注目を浴び，鏡視下手術と直視下手術ともに発達してきました。Monteggia骨折など尺骨の骨折や急性塑性変形に伴う橈骨頭の慢性脱臼に対する尺骨切りによる橈骨頭整復術も確立されてきました。膝関節周囲の骨軟骨壊死の治療では標準化した骨軟骨柱移植術の肩関節分野への応用もご解説いただきました。胸郭出口症候群については腋窩からの内視鏡下の神経開放術の診断と適応についてご解説いただきました。

　今回のテーマが臨床の現場を担っていらっしゃる先生方にとってより実りの大きいものになることを期待しています。

2025年2月

滋賀医科大学整形外科学講座教授
今井晋二

－新OS NEXUS　No.14 －
上肢の関節温存手術
考え方の基本と実際

目　次
CONTENTS

Ⅰ　手　　　　1

関節温存を目指したSLAC/SNAC wristに対する手関節形成術
——————————————————————— 森谷浩治　　2

Kienböck病に対する橈骨骨切り手術 ——————— 佐伯総太 ほか　　10

母指CM関節症に対する関節形成術 ——————— 三浦俊樹　　16

母指CM関節症に対するsuture button suspensionplastyを
　併用した鏡視下関節形成術 ——————— 坂野裕昭　　26

MP関節伸展拘縮に対する関節鏡下手術 ——————— 四宮陸雄　　42

Dupuytren拘縮に対する皮膚形成/移植術 ——————— 阿部圭宏　　49

舟状月状骨不安定症に対する手術 ——————— 建部将広　　57

Ⅱ 肩・肘　　67

上腕骨小頭離断性骨軟骨炎に対する
　骨軟骨柱移植術（mosaicplasty）——————————— 門間太輔ほか　68

テニス肘（上腕骨外側上顆炎）に対する直視下手術——————— 副島　修　76

テニス肘（上腕骨外側上顆炎）に対する鏡視下手術——————— 岩堀裕介　82

外傷性肘関節不安定症に対する靱帯修復術・再建術——————— 岩部昌平　96

小児橈骨頭脱臼に対する手術——————————————— 射場浩介　106

上腕骨骨頭壊死症に対する骨軟骨柱移植術——————————— 向井章悟　119

胸郭出口症候群に対する
　内視鏡アシスト下第1肋骨切除術——————————— 高橋　啓ほか　128

基本的手術手技　　141

少しでも長く残せる断端形成術の工夫——————————— 河村健二　142

ばね指の腱鞘切開術——————————————————— 橋詰博行ほか　146

執筆者一覧

● 担当編集委員

今井晋二	滋賀医科大学整形外科学講座教授

● 執筆（掲載順）

森谷浩治	一般財団法人新潟手の外科研究所所長
佐伯総太	名古屋大学大学院医学系研究科人間拡張・手の外科学特任助教
山本美知郎	名古屋大学大学院医学系研究科人間拡張・手の外科学教授
三浦俊樹	JR東京総合病院副院長，整形外科
坂野裕昭	平塚共済病院副院長，整形外科手外科センター長，横浜市立大学整形外科臨床教授
四宮陸雄	広島大学大学院医系科学研究科四肢外傷再建学准教授
阿部圭宏	千葉ろうさい病院整形外科第4部長
建部将広	安城更生病院整形外科代表部長/手の外科・マイクロサージャリーセンター長
門間太輔	北海道大学病院スポーツ医学診療センター
岩崎倫政	北海道大学大学院医学研究院機能再生医学分野整形外科学教授
副島　修	福岡山王病院整形外科部長，福岡国際医療福祉大学教授，福岡大学整形外科臨床教授
岩堀裕介	春日井整形あさひ病院スポーツ医学・関節センター長
岩部昌平	済生会宇都宮病院副院長，整形外科
射場浩介	札幌医科大学運動器抗加齢医学講座特任教授
向井章悟	京都医療センター整形外科医長
高橋　啓	慶友整形外科病院
古島弘三	慶友整形外科病院副院長
河村健二	奈良県立医科大学玉井進記念四肢外傷センター准教授
橋詰博行	笠岡第一病院院長，整形外科，手外科・上肢外科センター長
門田康孝	笠岡第一病院整形外科診療部長，手外科・上肢外科センター
笹井信也	笠岡第一病院放射線科診療部長，画像診断センター

『新 OS NEXUS No.14 上肢の関節温存手術』ストリーミング動画視聴方法

本書の内容に関連した動画をメジカルビュー社のホームページでストリーミング配信しております。下記の手順でご利用ください（下記はパソコンで表示した場合の画面です。スマートフォンやタブレット端末などで見た場合の画面とは異なります）。
※動画配信は本書刊行から一定期間経過後に終了いたしますので，あらかじめご了承ください。

1 下記URLにアクセスします。
https://www.medicalview.co.jp/movies/

スマートフォンやタブレット端末では，二次元バーコードから**3**のパスワード入力画面にアクセス可能です。その際は二次元バーコードリーダーのブラウザではなく，SafariやChrome，標準ブラウザでご覧ください。

2 表示されたページの本書タイトルそばにある「動画視聴ページ」のボタンをクリックします。

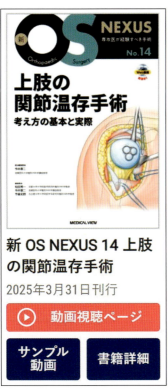

3 パスワード入力画面が表示されますので，利用規約に同意していただき，下記のパスワードを半角で入力します。

71205547

4 本書の動画視聴ページが表示されますので，視聴したい動画のサムネイルをクリックすると動画が再生されます。

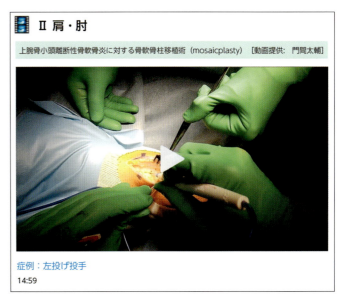

動作環境

※動画視聴の際にはインターネットへの接続が必要となります。下記は2025年2月時点での動作環境で，予告なく変更となる場合がございます。
※パソコンの場合は2.0Mbps以上の，タブレットの場合はWiFiやLTE等の高速で安定したインターネット接続をご使用ください。
※通信料はお客様のご負担となります。

Windows
OS：Windows 11/10（JavaScriptが動作すること）
ブラウザ：Microsoft Edge・Chrome・Firefox最新バージョン

Macintosh
OS：13～11（JavaScriptが動作すること）
ブラウザ：Safari・Chrome・Firefox最新バージョン

スマートフォン，タブレット端末
2025年2月時点で最新のiOS端末では動作確認済みです。Android端末の場合，端末の種類やブラウザアプリによっては正常に視聴できない場合があります。

『新 OS NEXUS No.14 上肢の関節温存手術』
ストリーミング動画一覧

項　目	動画タイトル	再生時間 （分：秒）	掲載 ページ
母指CM関節症に対するsuture button suspensionplastyを併用した鏡視下関節形成術	滑膜切除	1：44	32
	視野が確保できない場合	3：06	32
	鏡視下大菱形骨部分切除術	5：15	32
	第2CM関節の同定	1：47	33
	辺縁の骨切除	1：26	33
MP関節伸展拘縮に対する関節鏡下手術	鏡視下側副靱帯切離（示指橈側）	0：40	46
	背側関節包切除	0：22	47
舟状月状骨不安定症に対する手術	症例1	4：56	62
	症例2	2：33	62
上腕骨小頭離断性骨軟骨炎に対する骨軟骨柱移植術（mosaicplasty）	症例：左投げ投手	14：59	72, 74
テニス肘（上腕骨外側上顆炎）に対する直視下手術	輪状靱帯近位1/3 〜 1/2の切除	0：48	79
胸郭出口症候群に対する内視鏡アシスト下第1肋骨切除術	右第1肋骨切除	4：56	137
ばね指の腱鞘切開術	手の解剖	2：13	147
	症例1：右母指Grade 5b	0：17	149
	症例2：左母指Grade 5b	1：42	149
	症例3：右小指Grade 5b	0：20	149
	症例4：右示・中・環指Grade 5b, 5b, 5b	1：17	149
	症例5：右中指Grade 4	0：21	149

I 手

Ⅰ 手

関節温存を目指したSLAC/SNAC wrist に対する手関節形成術

一般財団法人新潟手の外科研究所　**森谷浩治**

手技の Point

▶ 手関節橈背側に皮切を置く。

▶ 第3区画を開放して，第2～3区画間および第3～4区画間の中隔も切離する。

▶ 舟状骨背側稜と橈骨遠位端舟状骨窩背側縁の骨棘を十分に切除する。

▶ 橈骨茎状突起の切除もしくは同部の楔閉じ骨切り術によって橈骨舟状骨関節の除圧を図る。

▶ 切離した伸筋支帯を修復するが，長母指伸筋腱は無理に区画内へ戻さず，皮下に置いたままでもよい。

introduction

　舟状月状骨(scapholunate；SL)靱帯が損傷し，その機能破綻が進行していくと手部から加わる荷重は橈骨遠位端舟状骨窩の背側部に集中するようになる[1]。これが契機となり発生した手関節の変形性関節症(osteoarthritis；OA)を1984年にWatsonはscapholunate advanced collapse(SLAC)と呼称し[2]，同じSL関節の機能破綻としての状況が変わらない舟状骨偽関節に起因するOAを1987年にVenderはscaphoid nonunion advanced collapse(SNAC)と名付けた[3]。本項では，このSLAC/SNACとよばれる手関節OAに対して筆者が実施している関節機能の温存を目指した関節形成術について述べる。

術前情報

OA変化の存在様式[4]

　SLACにおけるOA変化は舟状骨遠位と橈骨茎状突起間に限局しているもの(stage 1)，これに加えてOA変化が舟状骨近位と橈骨遠位端の舟状骨窩へ波及するもの(stage 2)，さらに舟状骨や月状骨と有頭骨間の関節面にまでOA変化を認めるもの(stage 3)に大別される(**図1a**)。また，SNACもOA変化が舟状骨遠位骨片と橈骨茎状突起間に限局しているもの(stage 1)，stage 1に舟状骨近位骨片と有頭骨間にまでOA変化が認められるもの(stage 2)，さらに月状骨と有頭骨間の関節面にまでOA変化が及ぶもの(stage 3)に分類される(**図1b**)。

　OAの存在様式は術式選択の指針になるが，この治療戦略の根底ともいえる「SLAC/SNACが各stageへ順次進むこと」についての理論的背景は乏しく，またOAの進行と疼痛には関係性が認められないとする報告も存在する。

手術Step

1 手術体位と皮切(p.5)

2 展開(p.5)

3 骨棘切除または舟状骨骨片の摘出(p.6)

4 橈骨舟状骨関節の除圧(p.6)

5 閉創(p.8)

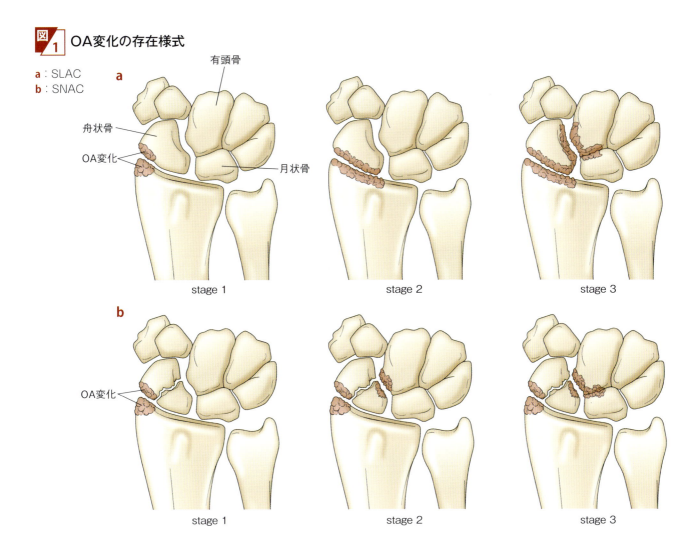

図1 OA変化の存在様式
a：SLAC
b：SNAC

手術適応・術式選択

　保存療法に抵抗するSLAC/SNACに対しては手関節痛の解消とOA変化の進行抑制を目的として手術療法を行う。その際，直視下ないし鏡視下の橈骨茎状突起切除術や関節形成術，橈骨遠位部の骨切り術，部分手関節固定術，近位手根列の切除(proximal row carpectomy；PRC)などのさまざまな術式のなかから(図2)[4, 5]，OA変化が存在する部位を考慮して実施することになる。SLAC/SNACに対する一般的な術式である部分手関節固定術やPRCをもってしても，OA変化の進行を厳密に防ぐことは不可避であり，手術侵襲も決して少なくない。そのためか近年は骨切り術や関節形成術といったより低侵襲な術式をSLAC/SNACに適応する報告が増えている。

　SLAC/SNACが経時的に各stageへ進行していく確証は存在しないため，筆者は患者の年齢や性別，活動性を問わず，手関節鏡検査で舟状骨および舟状骨窩の関節軟骨が消失しているstage 1～3のすべてのSLAC/SNACに手関節形成術を施行している[4]。本術式はOA変化の進行抑制よりも除痛と関節機能の温存に主眼を置いた姑息的手術の範疇に入るかもしれないが，新潟大学整形外科学講座第3代教授河野左宙先生が述べている「自然の修復の働きを邪魔しないように，必要なことだけに力を貸しさえすればよい」[6]という立場に則った術式になると考えている。

手術に必要な解剖[4, 5]

　SLAC/SNACのほとんどの症例で橈骨月状骨間にOA変化は認められず，それは球状形態の月状骨近位と月状骨窩が手根不安定性に陥っても一致するためとされる。また，骨棘は主に橈骨では舟状骨窩背側縁および橈骨茎状突起に，舟状骨では頂部から遠位橈掌側にかけて延びる背側稜を中心として遠位背側に存在する。以上より，SLAC/SNACでは手関節橈背側が病変の主座といえる(図3)。

図2 SLAC/SNACに対する手術療法

a：橈骨茎状突起切除術
b：舟状骨遠位骨片を摘出する手関節形成術
c：舟状骨近位骨片の摘出と腱球挿入を併施する手関節形成術
d：橈骨遠位楔閉じ骨切り術
e：橈骨茎状突起部楔閉じ骨切り術
f：部分手関節固定術（いわゆるfour corner fusion）
g：近位手根列切除術

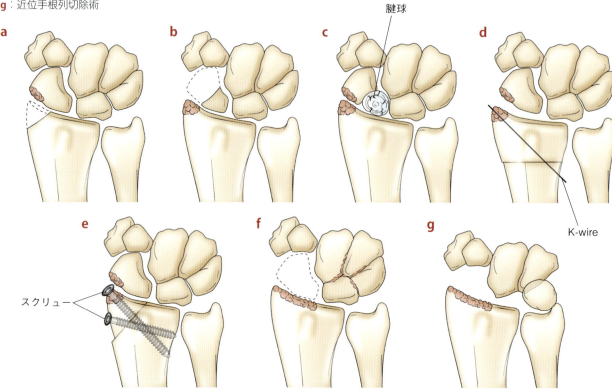

図3 SLAC/SNACにおける骨棘存在部位

橈骨では舟状骨窩（矢頭）および橈骨茎状突起の背側に，舟状骨では頂部から遠位橈掌側にかけて延びる背側稜（矢印）を中心に骨棘が存在する。
a：SLAC
b：SNAC

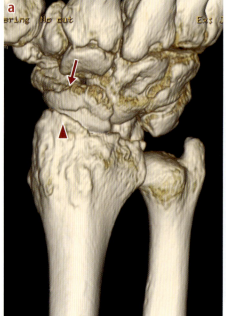
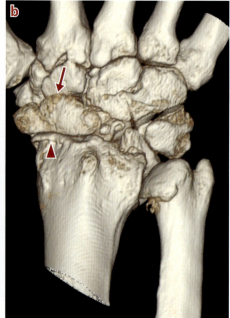

手術手技

手関節橈背側に存在する骨棘の切除と橈骨舟状骨関節の除圧の2つが基本骨子となる。

1 手術体位と皮切

全身麻酔もしくは腕神経叢ブロック下に，患者を仰臥位として肩関節を外転する。術者の邪魔とならず助手が2人確保される手用腕台に患肢を乗せ，あらかじめX線透視装置で手関節が透視可能なことを確認しておく。

手関節橈背側にジグザグ，S字またはT字の皮切を行う(図4)。

図4 皮切
a：ジグザグ皮切
b：S字皮切
c：T字皮切

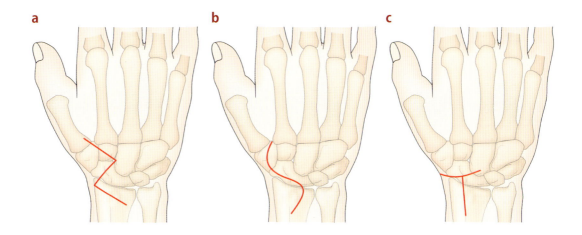

2 展開

第1〜4区画までの範囲で伸筋支帯を露出する。第3区画を開放して，第2〜3区画間および第3〜4区画間の中隔を切離することで第2と第4区画も開放する(図5a)。長母指伸筋(extensor pollicis longus；EPL)腱と長・短橈側手根伸筋腱を橈側へ，総指伸筋腱を尺側によけて手関節橈背側を露出し，関節包および背側手根間靱帯を縦割して舟状骨と橈骨遠位端関節面を露出する(図5b)。

図5 展開
a：伸筋支帯の切離。第3区画を開放する(赤線)。
b：関節内への進入。関節包および背側手根間靱帯を縦割する(赤線)。

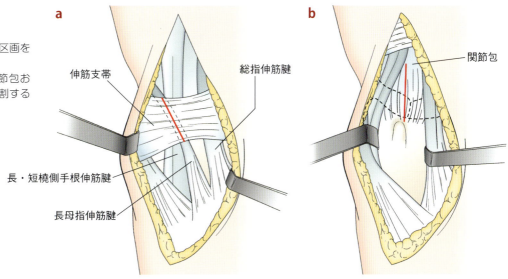

3 骨棘切除または舟状骨骨片の摘出

　橈骨茎状突起や舟状骨窩の背側縁，舟状骨背側稜に存在する骨棘を切除する（図6a）。この際，SNACでは遠位骨片を切除してもよい。また，橈骨月状骨窩背側縁や舟状骨背側近位にも骨棘を認めれば可及的に取り除く（図6b）。その後，他動的に手関節を掌背屈および橈尺屈させて舟状骨と舟状骨窩が衝突しないかを確認する。SNAC症例において，舟状骨の近位骨片が舟状骨窩に対して円滑に動いていないようならば切除することもある。

Point コツ&注意点
- SLACでは舟状骨の全摘出，SNACにおいては舟状骨の遠位・近位両骨片の同時摘出を行うことはない。

図6 骨棘切除または舟状骨骨片の摘出
a：舟状骨遠位および橈骨舟状骨窩背側
b：舟状骨近位および橈骨月状骨窩背側

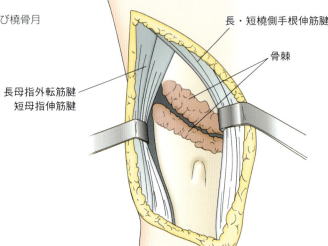
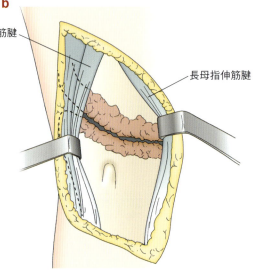

4 橈骨舟状骨関節の除圧

　橈骨茎状突起の切除（図7a），もしくは橈骨茎状突起先端より約25mm近位からLister結節を目印として，舟状骨窩と月状骨窩間の隆起を頂点とする7〜10°の三角骨片を摘出する楔閉じ骨切り術を施行する（図7b）。骨切り部は径3.5〜4.5mmの中空スクリューを2本挿入して固定する（図8）。

Point コツ&注意点
- 橈骨茎状突起切除ではさらなる手根不安定性を引き起こさないためにも，舟状骨窩関節面の切除を橈骨茎状突起先端から3〜4mmに止める。

Point コツ&注意点
- 橈骨茎状突起部における楔閉じ骨切り術では切除する楔状骨の底辺を5mmにすると頂角が7〜10°になる（図8）。

図7 橈骨舟状骨関節の除圧

a：橈骨茎状突起の切除
b：橈骨茎状突起部での楔閉じ骨切り術

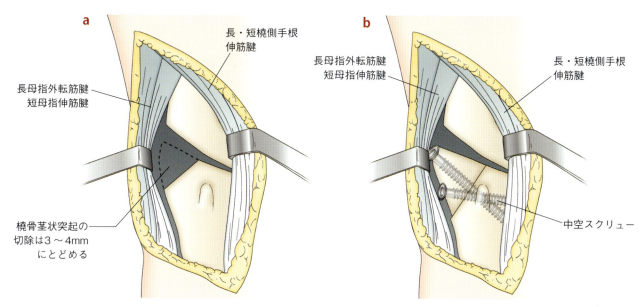

図8 橈骨茎状突起部の楔閉じ骨切り術

切除する楔状骨の底辺を5mmにすると頂角(A)は7〜10°になる。
a：術前
b：術直後

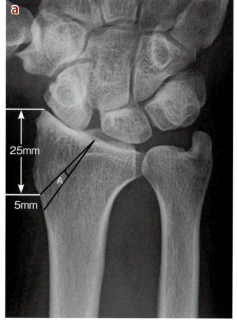
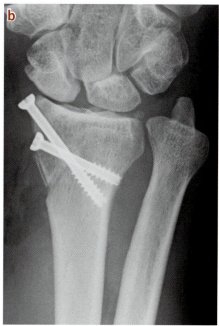

5 閉創

骨棘切除や橈骨舟状骨関節の除圧処置で生じた間隙に長掌筋腱から作製した腱球を挿入してもよい（図9a）。縦割した背側関節包および背側手根間靱帯を修復した後に伸筋支帯を縫合するが，EPL腱は無理に区画内へ戻さず，皮下に置いたままでもよい（図9b）。

図9 閉創

a：腱球挿入。橈骨舟状骨関節の除圧処置で生じた間隙に長掌筋腱から作製した腱球を挿入することもある。
b：伸筋支帯の修復。長母指伸筋腱は無理に区画内へ戻さず，皮下に置いたままでもよい。

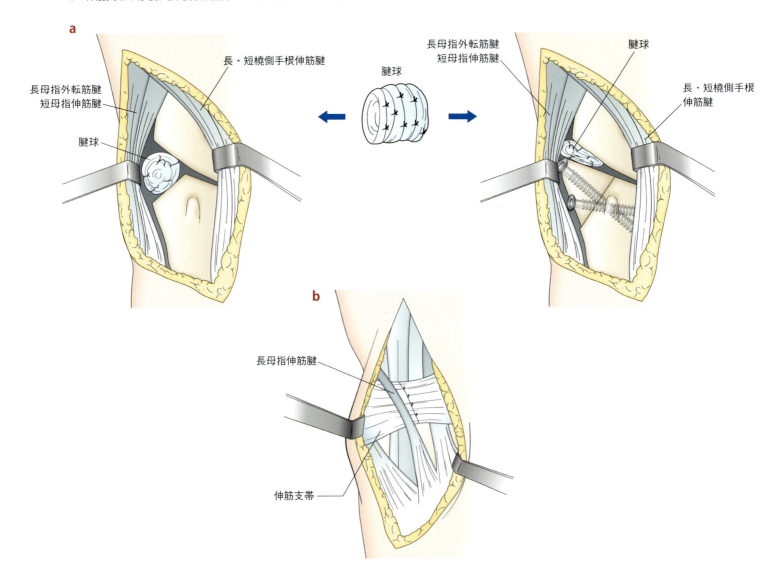

外固定および後療法

術後は手関節を中間位で前腕ギプスまたはシーネで固定する。その期間は4〜6週とし，外固定除去後から手関節の自動可動域訓練を開始するとともに，疼痛の自制内であれば日常生活における患肢の使用を許可する。現職への復帰は術後12週を目安とする。

文献

1 ）佐藤伸一. ヒト手関節の圧応力解析－正常手関節と病的手関節の対比－. 日整会誌 1995；69：470-83.
2 ）Watson HK, Ballet FL. The SLAC wrist: scapholunate advanced collapse pattern of degenerative arthritis. J Hand Surg Am 1984；9：358-65.
3 ）Vender MI, Watson HK, Wiener BD, et al. Degenerative change in symptomatic scaphoid nonunion. J Hand Surg Am 1987；12：514-9.
4 ）森谷浩治. 変形性手関節症に対する関節形成術. 関節外科 2022；41：870-9.
5 ）森谷浩治. SLAC wristに対する部分手関節固定術. MB Orthop 2024；37（1）：66-76.
6 ）河野左宙, 山本　真. 自然の営みに学ぶ. 臨整外 1972；7：753-60.

Ⅰ 手

Kienböck病に対する橈骨骨切り手術

名古屋大学大学院医学系研究科人間拡張・手の外科学 **佐伯総太，山本美知郎**

手技の Point

▶ 体位は仰臥位で術中透視装置を使用可能な台を設置する。

▶ 橈側手根屈筋と橈骨動脈の間を展開する。

▶ 橈骨の骨切り部を露出して周囲の組織を保護する。

▶ Ulnar variance（UV）の値により，橈骨短縮または楔状骨切りを行う。

▶ プレート固定後，方形回内筋を修復し閉創する。

---

introduction

手術適応・術式選択

Kienböck病の放射線学的な進行度の分類としてLichtmanの分類[1,2]（**図1**）が最もよく使われている。Kienböck病に対する治療法は，血管柄付き骨移植術，有頭骨の短縮骨切り術，部分手関節固定術，月状骨切除術などさまざまな治療がある。そのなかで，橈骨骨切り術はHulténが1935年に報告[3]して以来，最も広く行われている治療法の一つである。橈骨骨切り術は，biomechanicalな効果に加え，月状骨周囲の血液供給を変えるなどのbiologicalな効果によって病態の進行を抑制する可能性がある[5]。Stage Ⅱ～ⅢAがよい適応とされているが，われわれはⅢCまで行っている。進行例や中高年の症例では月状骨の形態に関して画像上の改善は必ずしも得られないが，握力や可動域そして痛みなど臨床的な改善が得られている。

骨切りの方法は，UVの値により分けている（**図2**）。UVが0未満の場合は，骨軸に垂直な面での平行骨切り術により橈骨を短縮しUVを0にする。UVが0以上の場合，10～15°の橈側傾斜角をつけて閉鎖楔状骨切り術を行う[4,5]。平行骨切り術は，軸圧を月状骨から尺骨手根関節へ移行させる。楔状骨切り術は，軸圧を月状骨から橈骨舟状骨関節へ移行し，月状骨を橈側へ寄せる

ことで，橈骨と月状骨の接触面積を増やし，橈骨月状骨間の圧力は減少すると考えられる[5]。

手術に必要な解剖

展開は橈骨遠位端骨折の手術でよく用いられるModified Henry approachで行う（**図3**）。正中神経の掌側皮枝，橈骨動脈またはその枝の損傷に注意する。

手術Step

1. 手術体位（p.12）
2. 皮切・展開（p.12）
3. 骨切り（p.13）
4. 整復・仮固定・プレート固定（p.14）
5. 閉創（p.15）

図1 Lichtman分類

- **a**：Stage Ⅰ。単純X線像では月状骨に異常なし。MRIで信号変化あり。
- **b**：Stage Ⅱ。月状骨に溶解性および硬化性の濃度変化あり。骨の大きさ，形状および解剖学的関係は変化しない。
- **c**：Stage ⅢA。手根配列の変化を伴わない月状骨の硬化と圧潰あり。
- **d**：Stage ⅢB。舟状骨の掌屈を伴う手根配列の異常あり。
- **e**：Stage ⅢC。月状骨の冠状面の骨折あり。
- **f**：Stage Ⅳ。橈骨手根関節または手根中央関節の関節症性変化あり。

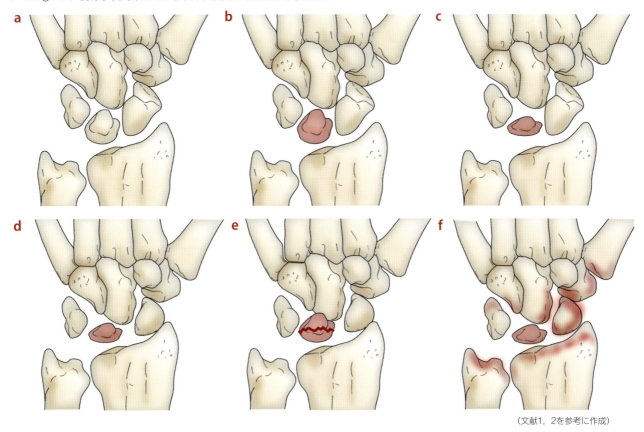

（文献1，2を参考に作成）

図2 UV

a：UVが0未満の場合は，平行骨切り術により橈骨を短縮しUVを0にする。
b：UVが0以上の場合は，10〜15°の橈側傾斜角をつけて閉鎖楔状骨切り術を行う。

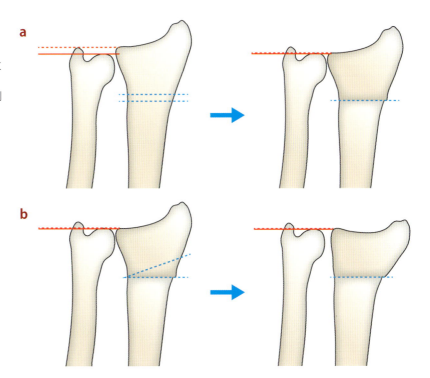

図3 橈骨遠位部への展開

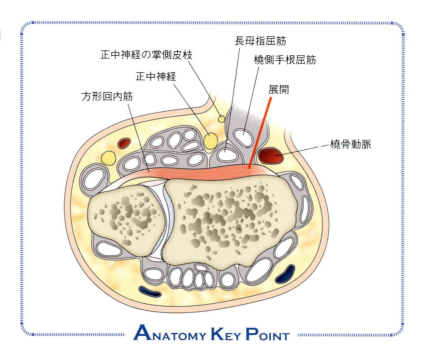

ANATOMY KEY POINT

手術手技

1 手術体位

仰臥位でX線透過性の手台を使用し，前腕回外位とする．ターニケット（駆血帯）により駆血後に手術を開始する．

2 皮切・展開

前腕遠位縦方向に設置するプレートの長さ分の皮切をする．Modified Henry approachにより橈側手根屈筋と橈骨動脈の間から入り方形回内筋を露出する（**図4a**）．方形回内筋を橈骨の橈側縁から剥がす（**図4b**）．このとき，後で修復することを考えて筋膜をなるべく損傷しないように注意する．骨膜剥離子を用いて骨切り部の周囲を背側まで骨膜を剥離する（**図4c**）．

図4 皮切・展開

a：Modified Henry approachで方形回内筋を展開したところ．

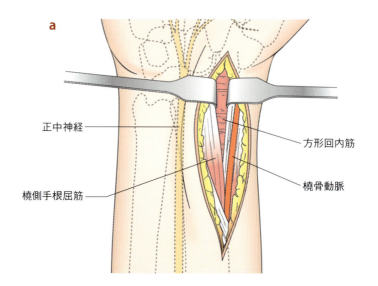

図4 皮切・展開（つづき）

b：方形回内筋を橈骨の橈側縁から剥がす。このとき，筋膜の損傷に注意する。
c：骨膜剥離子を用いて骨切り部の周囲を背側まで骨膜を剥離する。

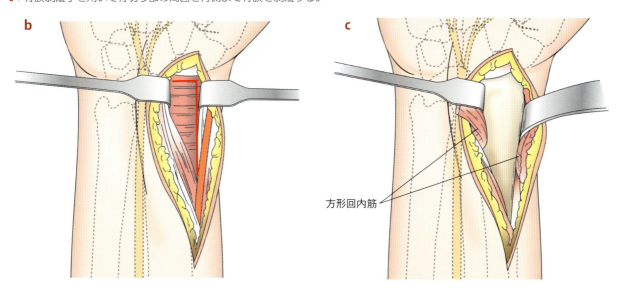

3 骨切り

UVが0未満の場合では，短縮骨切りを行う。UVが0になるように平行に橈骨を骨切りする。UVが0以上の場合，10〜15°の橈側傾斜角をつけて閉鎖楔状骨切り術を行う（図5）。

径1.0mm田島鋼線を刺入し，骨切りの指標にする。

関節面から約2〜3cmの部分で骨切りを行う。このとき，骨切り部が遠位橈尺関節の関節面に出ないように注意する。

Point コツ&注意点
- ボーンソーの熱による損傷を防ぐために助手が生理食塩水をかけている。
- 骨の切り残しがあると骨の接触が悪くなり，ギャップができるのでリュエルで切除する。

図5 骨切り

a，b：骨切りの指標にするために径1.0mm田島鋼線を刺入する。ホーマン鉤もしくはエレバトリウムで骨周囲の組織を損傷しないように保護する。

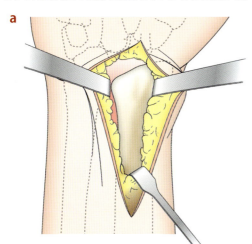
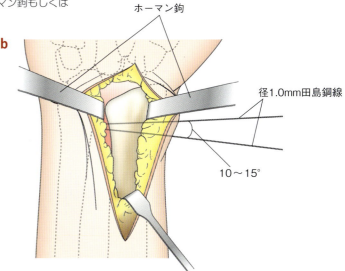

図5 骨切り（つづき）

c：田島鋼線を指標にしてボーンソーで骨切りを行う。

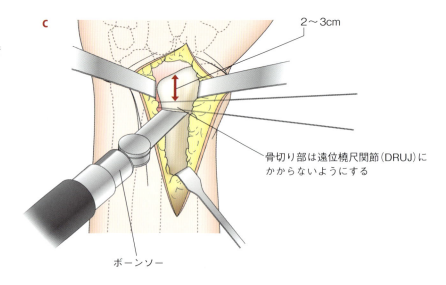

4 整復・仮固定・プレート固定

骨片を整復し，圧着させた状態で径1.5mm Kirschner鋼線（K-wire）を用いて仮固定する。橈骨遠位端骨折用のロッキングプレートを用いて骨切り部を固定する（**図6**）。

図6 手術前後の手関節単純X線像

a：術前正面像。UVが0未満のため，楔状骨切り術の適応である。
b：術前側面像。
c：楔状骨切り，プレート固定術後正面像。
d：術後側面像。

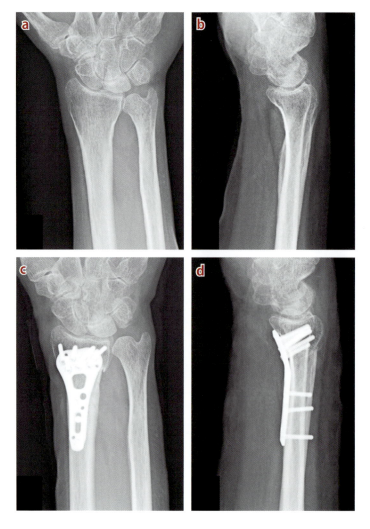

Kienböck病に対する橈骨骨切り手術

5 閉創

プレートによる屈筋腱損傷を防ぐために方形回内筋を修復し，閉創を行う。

後療法

術後は前腕から手関節までのギプスシーネ固定を2週間，その後リストサポーターを4週間装着してもらう。

文献

1）Lichtman DM, Mack GR, MacDonald RI, et al. Kienböck's disease: the role of silicone replacement arthroplasty. J Bone Joint Surg Am 1977；59：899-908.

2）Lichtman DM, Pientka WF 2nd, Bain GI. Kienböck disease: Moving forward. J Hand Surg Am 2016；41：630-8.

3）Hultén O. Uber die Entstehung und Behandlung der Lunatummalazie（Morbus Kienböck）. Acta Chir Scand 1935；76：121-35.

4）Nakamura R, Tsuge S, Watanabe K, et al. Radial wedge osteotomy for Kienböck disease. J Bone Joint Surg Am 1991；73：1391-6.

5）Yamamoto M, Tatebe M, Nakagawa Y, et al. Radial osteotomy for Kienböck disease: Clinical and radiological comparison between younger and older patients. J Hand Surg Asian Pac Vol 2021；26：410-6.

I 手

母指CM関節症に対する関節形成術

JR東京総合病院整形外科　**三浦俊樹**

手技の Point

▶ 展開時には橈骨神経浅枝の損傷に気をつける。

▶ 舟状大菱形骨間関節に症状がなければ大菱形骨は必ずしも全切除する必要はない。

▶ 関節掌側の遊離体を取り残さない。

▶ 靱帯再建により背側，橈側への不安定性を制動する。

▶ 腱球は挿入しておいたほうがインピンジメントを防げて安心である。

introduction

本項では母指手根中手（carpometacarpal；CM）関節症に対する関節形成術を中心にその適応と手術手技を述べる。

手術適応・術式選択

手術適応

母指CM関節症のステージ分類にはEaton分類[1]が用いられることが多い（**図1**）。Stage ⅠはCM関節裂隙の軽度開大（滑膜炎などの腫脹のために関節裂隙が開大する），stage ⅡはCM関節裂隙の軽度狭小化と2mm未満の骨棘，stage Ⅲは関節裂隙の高度な狭小化と2mm以上の骨棘など，stage ⅣはCM関節と舟状大菱形骨間（scaphotrapezium；ST）関節の著明な狭小化とされる。

母指CM関節症の治療はX線のステージによらず，まずは装具固定やステロイド関節内注入の保存治療を行う。装具固定では夜間を含め2〜3カ月常時着用を促す。しかし，保存治療の効果が乏しく，疼痛のために日常生活動作が制限されている場合には手術の適応になる。

罹患期間が長くなるとCM関節の背側亜脱臼，内転屈曲拘縮に続いて中手指節（metacarpophalangeal；MP）関節過伸展が生じ，母指全体のZ変形（スワンネック変形）を生じてくる（**図2**）。Z変形が進行するとMP関節周囲に痛みや使いにくさが生じるため，MP関節過伸展の程度も手術のタイミングを判断するうえで考慮する。

母指CM関節症に対する関節形成術は95％の患者で

疼痛改善が得られ，長期経過も良好であるが，症状が落ち着くまでには時間がかかることに注意が必要である。個人差はあるが術後除痛効果が安定するまでには半年程度要することを説明しておく必要がある。

術式選択（手術の適応と禁忌）

母指CM関節症に対する主な手術は関節固定術と関節形成術である。人工関節置換術は近年ヨーロッパを中心にも増えているが，現時点では日本において使用可能な人工関節はない。

手術Step

1. 手術体位 (p.20)
2. 皮切・展開 (p.20)
3. 骨切除 (p.20)
4. 腱の採取 (p.21)
5. 靱帯再建・腱球挿入 (p.22)
6. K-wireによる仮固定 (p.24)

関節形成術は1948年のGervisによる大菱形骨切除単独の報告[2]に始まるが，1986年にBurtonが大菱形骨切除に加え橈側手根屈筋(flexor carpi radialis；FCR)腱を利用した靱帯再建と腱球挿入を行うligament reconstruction tendon interposition(LRTI)法での良好な結果を報告[3]して以降に普及した。その後LRTI法にはさまざまな変法が報告された[4]。最近は人工靱帯を用いたsuture button suspensionplastyなど侵襲の小さい変法[5]や関節鏡視下に行う方法も報告されている。ただし，これらの種々の術式の成績の優劣に関してはまだ明らかなエビデンスはない。

関節形成術は隣接関節の状態によらずほぼすべての母指CM関節症が適応になる。関節形成術では関節固定術に比べて可動域を制限しないこと，骨移植や抜釘の必要がないこと，合併症として偽関節の心配がないことが利点として挙げられる。ただし，母指CM関節形成術のみではMP関節過伸展変形は矯正されない。強いZ変形を矯正するためにはMP関節制動術を併用するか，CM関節固定術がよい。

一方で，関節固定術の適応を考える際には母指指節間(interphalangeal；IP)関節，母指MP関節およびST関節の状態を確認する。関節固定術の利点の一つはZ変形が強い症例でもCM関節を良肢位に固定するとMP関節の変形が自然に矯正されることである。また，力に関しては関節固定術と関節形成術を比較して術後の握力やピンチ力に両者の差がないとする報告も多いが，力仕事が必要な患者などでは関節形成術よりも関節固定術が選択されることも多い。一方で，母指IP関節や母指MP関節に障害があり，将来関節固定術が必要な可能性がある場合には母指CM関節は固定しないほうがよく，関節形成術を優先する。ST関節症がある場合(Eaton分類stage Ⅳ)には関節固定術の適応は慎重に判断する。少なくともST関節にX線所見のみでなく圧痛がある場合にはCM関節固定術後にST関節痛が残存・悪化する懸念があることに注意する。

図1 Eaton分類

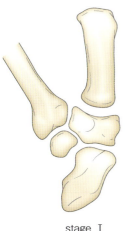
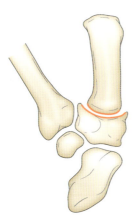
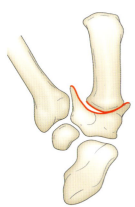
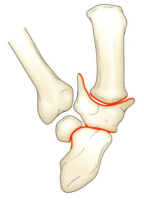

stage Ⅰ　stage Ⅱ　stage Ⅲ　stage Ⅳ

図2 母指Z変形

母指CM関節の背側亜脱臼に続いて母指内転屈曲拘縮が生じ，その後母指MP関節過伸展変形が起こる。これにより母指全体がZ型に変形する。

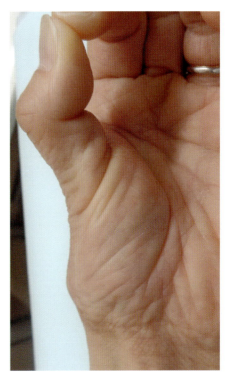

術前計画

視診・触診にて母指全体の変形の有無，母指CM関節の不安定性の程度，母指MP関節多動過伸展角度を確認する。

通常の手2方向X線撮影では母指は斜位となる。母指に対する正面，側面像を撮影する。撮影の際には母指の爪の向きを参考にするとよい。X線所見としては母指CM関節の関節裂隙の狭小化の程度，骨棘や遊離体の有無とその部位，亜脱臼（背側亜脱臼，橈側亜脱臼）の程度も評価しておく。また，母指CM関節の状態のみでなく舟状大菱形小菱形骨間（scaphotrapeziotrapezoid；STT）関節，MP関節，IP関節の関節症の有無を確認する。

関節形成術を計画する場合，大菱形骨を部分切除にするか全切除するか検討する。関節形成術において大菱形骨は必ずしも全切除する必要はない。ST関節に症状がなければ大菱形骨部分切除のほうが術後の中手骨沈み込みも抑えられ，万一術後経過が不良でも再手術の選択肢が多くなる。

大菱形骨部分切除では骨切りラインを術前に計画し骨切除量をイメージしておく。軟骨下骨レベルで正面でも側面でもST関節に平行に骨切りする（図3）。

母指中手骨の関節面の変形も評価する。関節症の進行に伴って中手骨関節面の掌側傾斜（volar tilt）が強くなることが多い（図4）。この掌側傾斜角度が強い場合には術中に関節面が観察しにくい。中手骨側の関節面の

大菱形骨部分切除の術前計画

STT関節に症状がなければ大菱形骨を全切除する必要はない。大菱形骨部分切除の場合，大菱形骨遠位関節面は軟骨下骨レベルでST関節（破線）に平行となるように骨切りライン（実線）を計画する。
a：正面像
b：側面像

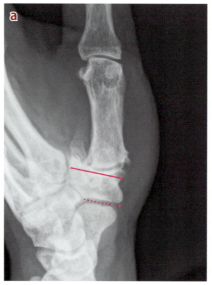
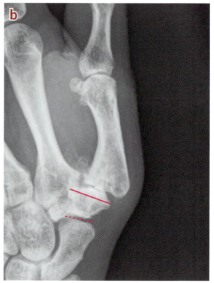

掌側傾斜（volar tilt）

関節症の進行に伴い母指中手骨関節面は掌側が削れやすい。X線側面像で中手骨背側骨皮質上と中手骨CM関節面に線を引き，それらのなす角度がvolar tiltである。大菱形骨部分切除の際には中手骨基部背側（青線）を切除する。

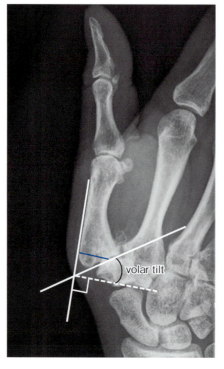
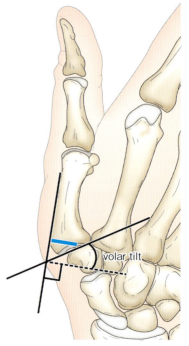

背側を中手骨軸に垂直になるよう切除してもよい。

靱帯再建と腱球挿入にどの腱を用いるかも計画しておく。長掌筋(palmaris longus；PL)腱は扱いやすいが欠損例もあるため術前に腱の有無を確認しておく。

手術に必要な解剖

背側アプローチでは母指CM関節背側を走行する短母指伸筋(extensor pollicis brevis；EPB)腱がメルクマールになる。その橈側に長母指外転筋(abductor pollicis longus；APL)腱が走行し中手骨基部橈背側に停止する。EPB腱とAPL腱の間から進入すると直下に母指CM関節がある(図5)。

母指CM関節背側の皮下には橈骨神経浅枝が複数走行している。橈骨神経浅枝を損傷すると愁訴が長引くことが多い。

橈骨動脈はST関節背側で橈側から尺側に向けて横走し大菱形骨の尺側を通って遠位に向かうため、大菱形骨全体を展開する際には橈骨動脈損傷にも注意が必要である。

靱帯再建と腱球挿入にはPL腱やFCR腱、APL腱が用いられる。前腕掌側でPL腱はFCR腱よりも表層を走行する。ただしPL腱は欠損例がある。FCR腱は大菱形骨掌側の溝を近位橈側から遠位尺側に向かって斜めに走行し示指中手骨基部掌側に停止する。術中に背側から観察すると関節の掌側にFCR腱の走行が確認できる。APL腱は多くの場合、副腱がある。副腱は母指中手骨のみでなく、大菱形骨や短母指外転筋にも停止する。

図5 母指CM関節背側アプローチ

a：母指CM関節の背側直上の縦皮切。
b：皮下で橈骨神経浅枝を避けEPB腱とAPL腱の間から関節に到達する。

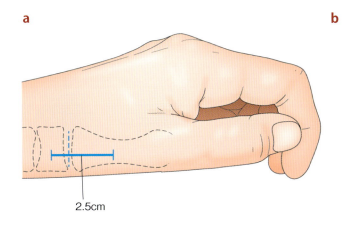

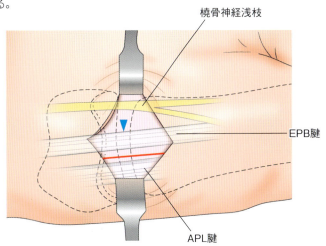

手術手技

1 手術体位

仰臥位で行う。患肢の肩を外転して手台に置き，術者は尾側に座る。

2 皮切・展開

手術アプローチでは背側アプローチが容易である。母指CM関節背側に2.5〜3cm程度の縦皮切をおく。皮下で橈骨神経浅枝を避けてEPB腱とAPL腱の間から関節包に到達する(図5)。関節包は縦切開または尺側を基部とするコの字切開を行う。

ほかのアプローチとして手背と手掌の皮膚の境界を切開するWagnerアプローチもある。

3 骨切除

大菱形骨部分切除の場合には大菱形骨遠位部と中手骨基部背側縁を切除する。大菱形骨側は軟骨下骨レベルでST関節に平行な面でボーンソーを用いて骨切除する。中手骨基部は中手骨軸に垂直に背側寄りの骨関節面を数mmのみ切除すると視野がよくなる。骨切除後，残存する大菱形骨橈尺側の骨棘や掌側の遊離体を確認し切除する。

大菱形骨を全切除する場合には中手骨基部の骨切りは不要である。大菱形骨掌側には線維性組織が強力に付着しているため大菱形骨切除にあたっては掌側の剥離が大変なことが多い。一塊の切除が難しければpiece by pieceの切除でもよい。

大菱形骨を切除すると関節の掌側に近位橈側から遠位尺側に向けて走行するFCR腱が確認できる(図6)。

Point コツ&注意点
- 大菱形骨部分切除量については牽引した際に10mm程度，牽引せずに5mm程度の間隙ができればよい。

図6 CM関節背側からみたFCR腱の走行
FCR腱は母指CM関節掌側を近位橈側から遠位尺側に向けて斜めに走行する。

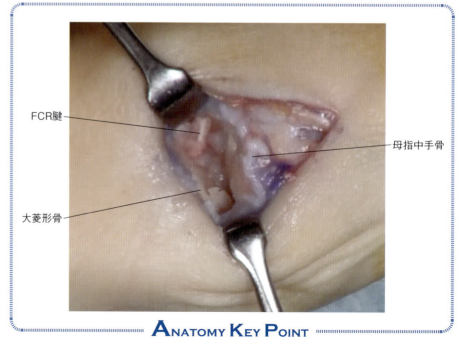

ANATOMY KEY POINT

4 腱の採取

靭帯再建と腱球挿入に用いる自家腱はLRTI原法ではFCR腱を用いているが，PL腱やAPL腱も用いられる。

PL腱は手関節掌側の1cm弱の皮切からtendon stripperを用いて15cm程度の腱を遊離で採取できる(図7)。皮膚直下に静脈が走行することが多いため剥離して避けるか凝固する。PL腱の太さには個人差もあり，細すぎる場合にはほかの腱を併用することもある。

FCR腱半裁腱を採取する場合，前腕に小皮切をいくつか作製する。FCRを剪刀や糸を用いて半裁し，近位端を切離し遠位に挙上していく。大菱形骨レベルでは線維の走行がねじれているため注意して腱を剥離していくと停止部を残した状態で半裁腱が挙上できる。

APL腱採取の際には前腕背側にも小皮切を置く。APL腱と一緒にEPB腱が走行しているが最も尺側がEPB腱である。APL腱は主腱と複数の副腱があることが多い。腱を近位で切離する前に腱を牽引し主腱か副腱かを判断する。

図7 Tendon stripperによるPL腱の採取

a：腱採取にはtendon stripperを用いる。
b：手関節掌側に小皮切をおき，皮下の静脈を避けてPL腱を確保する。
c：PL腱を切離しtendon stripperを用いて引き抜くと15cm程度の遊離腱が採取できる。

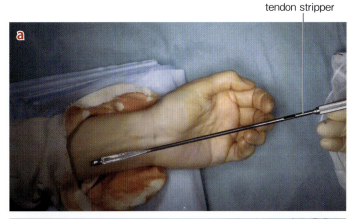
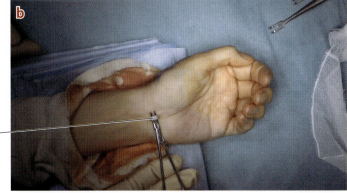
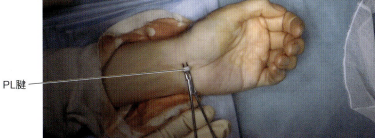
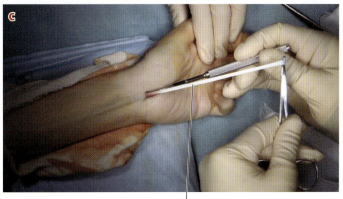

5 靱帯再建・腱球挿入

　PL腱など遊離腱を用いて靱帯再建する場合は大菱形骨を切除した間隙の掌側に走行するFCR腱を確認し，これに採取した遊離腱を巻きつける．FCR腱を用いる場合は採取した腱を骨切除後の間隙に誘導する．採取腱の一端を中手骨関節面掌側縁から中手骨基部背側に向けて作製した3mm程度の骨孔を通して中手骨背側に誘導しもう一端と縫合する（図8）．これにより背側亜脱臼の制動と軽い吊り下げ効果が得られる．余った採取腱はいわゆる腱球として骨切除後間隙に挿入する．この際，腱を球状に形成する必要はない．挿入した腱が皮下にはみ出さないように関節包を縫合する（図9）．大菱形骨部分切除の場合には尺側を基部とするコの字に関節包を切開しておくと縫合修復しやすい（図9a）．

Point コツ&注意点

- 腱は球状に形成することよりも骨切除後間隙に均等になるように挿入する．

図8 CM関節背側からみたFCR腱の走行と靱帯再建

a：FCR腱は母指CM関節掌側を近位橈側から遠位尺側に向けて斜めに走行する．
b：遊離PL腱をFCR腱にかける．
c：PL腱の一端を母指中手骨基部に作製した骨孔を通して背側に誘導する．
d：誘導した腱を腱のもう一端と縫合することで靱帯を再建し背側亜脱臼を制動する．

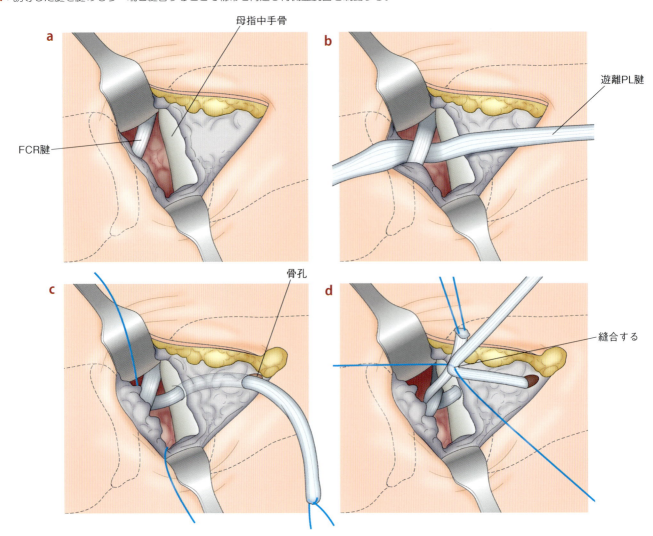

図9 関節包の処置

a：関節包は尺側を基部とするコの字に切開する。
b：骨切除後間隙に腱を充填する。
c：関節包を縫合し腱が皮下に突出することを防ぐ。

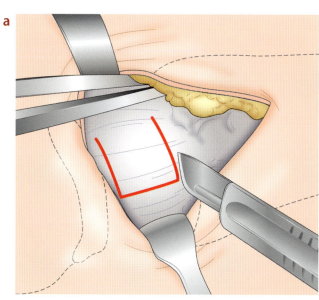
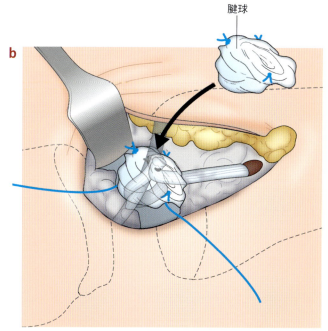

腱球

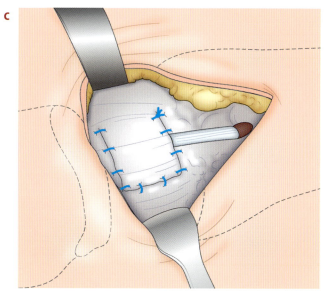

6 K-wireによる仮固定

母指中手骨から大菱形骨または示指中手骨に径1.2mm Kirschner鋼線（K-wire）を2本挿入し一時固定とする。

後療法

術後は3週間，前腕から母指基節まで覆ったギプスシーネ固定を行う。

術後3週でK-wireとギプスを除去した後は母指の自動運動を許可するが，術後2カ月までは強いつまみ動作は行わないように制限をする。

術後2カ月以降では原則日常生活動作に使用制限は行わなくてよい。

術後半年程度をかけて痛みが改善し，半年以上をかけて握力，つまみ力が回復・増加する。長期的には骨切除後間隙が小さくなり母指の沈み込みが生じることがあるため定期的にX線評価を行う（**図10**）。

関節形成術と同時に行うことを考慮する手術

母指のZ変形が強くMP関節の他動過伸展角度が強い（40°以上）場合には，MP関節制動術の併用も考慮する。

母指MP関節掌側に別皮切を置く。A1腱鞘を切開し長母指屈筋腱を避けて掌側板を展開する。掌側板と中手骨をつなぐチェックレイン靭帯の状態を確認する。母指中手骨頚部中央にスーチャーアンカーを挿入し，他動過伸展が0°となる緊張で掌側板を縫合することで過伸展が制動される。術後3週間はK-wireにてMP関節を一時固定しておく。

図10 大菱形骨切除後の中手骨沈み込み

本例では術後1年でのX線像で大菱形骨部分切除後間隙が保たれ背側亜脱臼も制動されていることが確認できる。

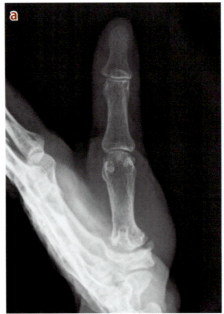
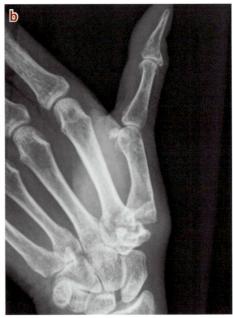

文献

1) Eaton RG, Lane LB, Littler JW, et al. Ligament reconstruction for the painful thumb carpometacarpal joint: a long-term assessment. J Hand Surg Am 1984 ; 9 : 692-9.

2) Gervis WH. Excision of the trapezium for osteoarthritis of the trapezio-metacarpal joint. J Bone Joint Surg Br 1949 ; 31B : 537-9.

3) Burton RI, Pellegrini VD Jr. Surgical management of basal joint arthritis of the thumb. Part II. Ligament reconstruction with tendon interposition arthroplasty. J Hand Surg Am 1986 ; 11 : 324-32.

4) Miura T, Osuka K, Itoh S, et al. Early functional improvement after a modified ligament reconstruction tendon interposition arthroplasty for thumb basal joint arthritis. Hand Surg 2008 ; 13 : 153-8.

5) Yao J, Song Y. Suture-button suspensionplasty for thumb carpometacarpal arthritis: a minimum 2-year follow-up. J Hand Surg Am 2013 ; 38 : 1161-5.

I 手

母指CM関節症に対するsuture button suspensionplastyを併用した鏡視下関節形成術

平塚共済病院整形外科手外科センター，横浜市立大学整形外科　**坂野裕昭**

手技のPoint

▶ 関節鏡のポータル作製は27G針をあらかじめ刺入して透視で手根中手（carpometacarpal；CM）関節に適切に刺入されていることを確認する。

▶ モスキートで皮下を分ける際には橈骨神経浅枝の損傷を防ぐため長軸方向に操作する。関節内刺入後に90°回転させ関節面と並行にポータルを開大させる。

▶ 滑膜炎が強く視野が確保できない場合はシェーバーで滑膜切除を行ってから定温加熱式高周波装置（radiofrequency；RF）を使用する。

▶ 関節の整復位の確保とインピンジメント予防のため遊離体の摘出または切除と尺側骨棘および辺縁の骨棘を十分に切除する。

▶ Suture button suspensionplasty（SBS）では第1および第2中手骨の骨幹部中央を通り，第2中手骨フレア遠位にボタンを設置する。第2中手骨への複数回の鋼線刺入は禁忌である。

introduction

　母指CM関節症に対する手術法は多くの術式があり，どの術式も良好な術後成績が報告されている。一般的には関節形成術と関節固定術が行われることが多く，関節形成術においても多くの術式がある。新しい術式であるSBS[1]を併用した鏡視下大菱形骨部分切除は良好な中期成績も報告[2]されており，本項では本術式について解説する。

術前情報

手術適応

　母指CM関節症では保存療法，特に装具療法の有効性が高いので，3カ月以上の保存療法に抵抗する症例を手術適応としている。全例3カ月の可及的終日装用での装具治療を行っている[3]。なお，80歳以上の高齢者では神経障害性疼痛に関連するものも少なくない。臨床所見や画像所見に比べて疼痛の訴えが高度の場合には，装具治療と同時にミロガバリンやデュロキセチンなどの薬物療法を併用することもある。手術対象は40歳以降の女性が大多数であるが，男性も含め手に相当の負荷のかかるスポーツ活動者や重労働者は関節固定術とのインフォームドチョイスとしている。Eaton分類ではStage Ⅲを基本とし，ⅡやⅣも適応としている。Stage

Ⅳに関しては舟状大菱形骨間（scaphotrapezium；ST）関節の除痛が十分に得られない場合は大菱形骨全切除を行う説明をして同意の得られた症例に行っている。

手術Step

1. 体位，牽引装置と使用機器のセッティング (p.29)
2. 皮切とポータル作製 (p.30)
3. 鏡視の手順 (p.31)
4. 滑膜切除 (p.32)
5. 大菱形骨部分切除 (p.32)
6. Suture button suspensionplasty（SBS）(p.34)
7. 閉創 (p.40)

母指CM関節症に対するsuture button suspensionplastyを併用した鏡視下関節形成術

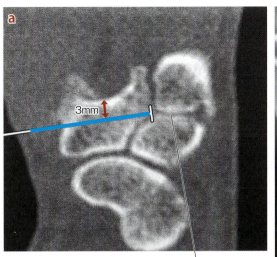
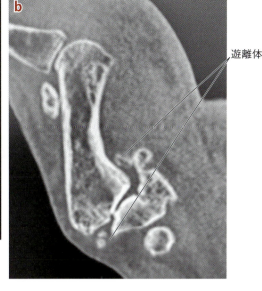

図1 術前CT MPR像
a：大菱形骨の関節面を3mm切除すると第2CM関節が同定できることを確認する。
b：関節周囲の遊離体を同定する。

第2CM関節
遊離体

術式選択（適応と禁忌）

　一般的には直視下大菱形骨全切除術にSBSを併用している報告が多いが，筆者は鏡視下大菱形骨部分切除術にSBS併用を基本としている。母指CM関節症の手術療法では低侵襲手術で早期に除痛を獲得することが重要である。鏡視下手術の最大のメリットは低侵襲に加えて関節安定性に寄与する靱帯が温存できる点にある[4]。しかし，Eaton分類StageⅣではST関節が関節症性変化を受けているので確実な除痛には全切除が適応される。この際は時間的な優位性から直視下手術が適応される。また，直視下での大菱形骨全切除ではさまざまな原因で術後に第1中手骨の沈下を生じたとしてもインピンジメントを生じないメリットがある。

　この低侵襲手術にsuspension arthroplastyを行う場合，従来の自家腱の使用では煩雑な手術手技，腱採取の合併症や術後の中手骨の沈下などの問題がある。一方，SBSは鏡視下手術のメリットを生かして比較的簡便な手技で強靱なsuspensionを行うことができる手技である[3]。

　われわれは，鏡視下大菱形骨部分切除にSBSを併用する際に断裂例の経験より関節の安定性に応じて3種類の術式を行っている。CM関節の安定性の評価は安静時のCTでの評価である。関節亜脱臼が1/2以下であれば使用する人工靱帯は2本（MTR法）[1]，亜脱臼が1/2以上で3/4未満では人工靱帯4本（MTR 4S法）[5,6]，亜脱臼が3/4以上または脱臼例は人工靱帯4本に加え掌背側方向の不安定性も制動する必要があるためEaton-Littler変法で橈側手根屈筋（FCR）半裁腱での制動の追加を行っている。

術前計画

　母指CM関節の単純X線像とCTを撮影する。特にCT像は重要で3D，MPR像を確認して術前計画を立てる。前述したように関節の亜脱臼程度から基本となるSBSの術式を選択する。次いでCT MPR像で大菱形骨のCM関節部分をST関節に並行で関節面中央から3mmの厚さで切除した場合，切除面が尺側で第2CM関節高位と一致すること，および周囲の骨棘切除量をイメージしておくことが重要である（図1a）。遊離体を同定できる場合もある（図1b）。

手術に必要な解剖

　母指CM関節は大きな可動域を有する鞍関節で周囲を靱帯で保持されている。このなかでCM関節の亜脱臼を防止している生体力学的に重要な2つの靱帯がdorsal ligament complex（dorso radial ligament；DRL，posterior oblique ligament；POL）と掌側のBeak靱帯（deep anterior oblique ligament；dAOL，superficial anterior oblique ligament；sAOL）である。IML（intermatacarpal ligament）はSBSで制動する靱帯で第1と第2中手骨基部に存在し第1中手骨を挙上し安定性に寄与している。前述2靱帯の機能障害時には有用な靱帯である（図2a）。

　合併症防止の観点からポータル作製時に重要な橈骨神経浅枝とポータルの関係を知っておく必要がある（図2b）。

使用インプラント

MTR®セット(Arthrex社):suture button(SB)と人工靱帯(FiberWire)のセットである。ボタン1個とボタンが付いた#2FiberWire(FW)ループのセットである。パッサーはショートとロングとブラントの3種類が付属する(図3)。

MTR 4S法を行う場合は前述セットに径1.2mm Kirschner鋼線(K-wire),径2.4mm中空ドリルとドリルガイドを使用する。

図2 手術に必要な解剖

a, b:CM関節の靱帯。背側のdorsal ligament complexはDRL,POLよりなる(a)。掌側のBeak靱帯はdAOL,sAOLよりなる。IMLはSBSで制動する靱帯である(b)。
c:橈骨神経浅枝(RN)とポータル(1R,1U)。1Rポータルは橈骨神経浅枝が走行しているのでポータル作製やプローブや関節鏡の出し入れでは慎重に行う。RA:橈骨動脈,APL:長母指外転筋腱,EPL:長母指伸筋腱,EPB:短母指伸筋腱

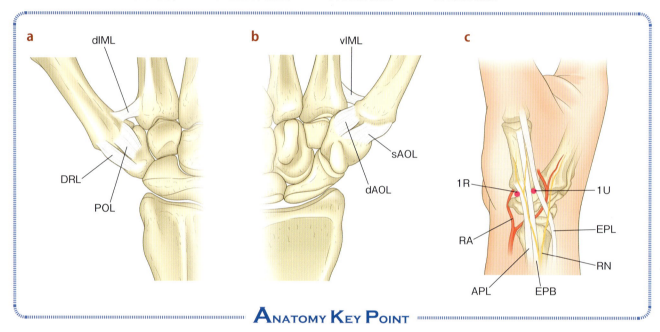

ANATOMY KEY POINT

図3 MTRセットと径2.4mm中空ドリル

ボタン1個とボタンが付いたFWループにpassing K-wireのセットである。MTR 4S法では1.2mm K-wireと径2.4mm中空ドリルを使用する。

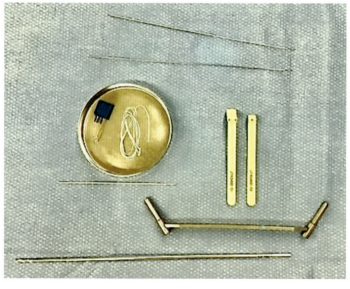

手術手技

1 体位，牽引装置と使用機器のセッティング

　仰臥位で患側に手台を設置し，患側より透視装置を挿入する。健側には透視モニターと関節鏡モニターを設置する。X線透視装置は垂直牽引下での骨切除の確認に使用するため水平方向が確認できるようにセッティングしておく（**図4a**）。

　牽引装置はARCリストタワー（エム・シー・メディカル社）を用いて母指と示指にフィンガートラップを装着し約4kgで垂直牽引を行う。母指のみでの牽引で手術を行う方法も報告されているが術中の患指の安定性がよいので指2本での牽引を行っている。頭側に立つ術者に手関節橈側が対向するように前腕回外位を保持するようにガーゼを牽引装置の上端に引っかけて固定する工夫をしている（**図4b**）。

Point コツ&注意点

- 関節鏡下手術での手のワーキングエリアを確保する目的に患者頭部の離被架は20°程度健側へ傾ける。

図4 セッティング

a：牽引装置で母指と示指を牽引する。患者頭部の離被架は20°程度健側へ傾けることで鏡視操作での手のワーキングエリアを確保する。X線透視装置は患側に透視モニターと関節鏡モニターは健側に設置する。
b：ガーゼを牽引装置の上端に引っかけて手関節橈側が対向するように前腕回外位を保持する。
c：排液は14G留置針から持続的に出るので相当の量になる。膿盆を2個配列し持続吸引して術野の濡れを防止する（矢印）。

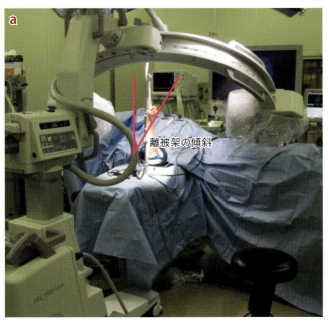
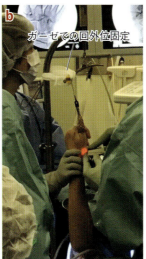
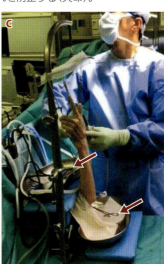

図5 シェーバーとRF（鏡視用インストゥルメント）

a：シェーバーシステムは滑膜切除では3.0mm dissector，骨切除では3.0mmのoval burrを使用する。
b：RFはMitek VAPR® systemのショートサイドプローブで滑膜切除を行う。

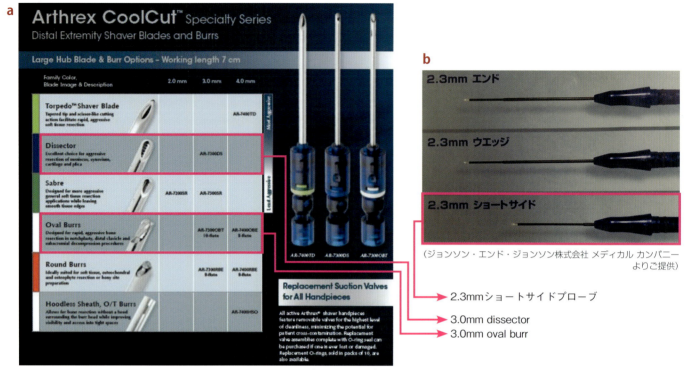

　関節鏡は径1.9mmの30°斜視鏡を使用している。持続潅流装置は潅流圧を40〜50mmHgで使用している。排液用のチューブとして18G針，14G留置針［インサイト（村中医療器社），サーフロー（テルモ社）など］を使用する。RFとしてMitek VAPR® systemのショートサイドプローブを用いて滑膜切除に使用し，シェーバーシステムは滑膜切除では3.0mm dissectorを，骨切除では3.0mmのoval burrを使用する(図5)。遊離体の摘出に際しては鏡視下手術用のパンチ鉗子を使用する（モスキートペアンでも代用可能）。

2 皮切とポータル作製

　母指CM関節への鏡視は1.9mm指用関節鏡を用いて1R（第1区画橈側），1U（第1区画尺側），thenarポータル（母指球筋中央で1Uポータルに直行する）の3箇所から行う(図6a)。通常，排液路には母指の水腫を防止するため十分な排液ができるように14G留置針を使用している。必要に応じて排液用にD2ポータル［短母指伸筋（EPL）尺側で第1，2中手骨基部間隙の1cm遠位］を使用することもある。ポータルの作製上正確な位置の確認は重要である。牽引下で27G針を各ポータル予定部位から刺入しST関節への誤刺入がないことを透視で確認する(図6b)。この際に刺入部位とともに牽引でどの程度の関節裂隙の開大が得られるかも確認できる。関節が硬く開きにくい場合は鏡視の外套管が挿入困難になる可能性があるので注意を要する。母指CM関節症では掌側のAOLは比較的伸びているがDRLが強靱であるため1Uポータルの部分は関節裂隙が狭いのが一般的であるが，多くの症例で3箇所のポータルは作製できる。

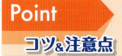

●背橈側の1Uポータルが狭く通常の手技では外套管を挿入できない場合は，牽引下の母指を用手的にさらに牽引し掌側へ屈曲（小指との摘み動作の方向）させることで挿入できる。

| Point コツ&注意点 | ● 前述の操作でも挿入できない場合は1Rポータルより鏡視してthenarポータルより滑膜切除と背側の部分骨切除を先に行い1Uポータルの間隙を広げることで操作が可能となる。 |

図6 ポータル

a：ポータルは1R（第1区画橈側），1U（第1区画尺側），thenarポータル（母指球筋中央で1Uポータルに直行する）の3箇所を使う。排液路には14G留置針を使用している。
b：牽引下で27G針を刺入し透視で確認する。この際に牽引下での関節裂隙の開大状況も確認できる。

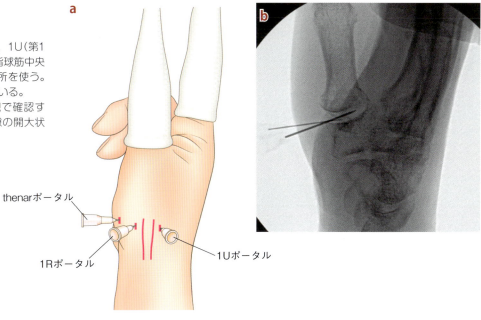

3 鏡視の手順

　鏡視の基本は1Uから鏡視を行い，1Rを作業用ポータルとし，thenarポータルは排液用ポータルとして開始する。鏡視で関節内の軟骨所見，滑膜炎の状態，遊離体の有無を観察する（図7）。基本的手順は滑膜切除を行い，次いでoval burrを用いて部分骨切除を行う。最終は透視にて部分骨切除量を確認して鏡視下手術を終える。

図7 鏡視所見

a：大菱形骨の軟骨は消失し軟骨下骨が露出している（矢印）。
b：関節遊離体を認める（矢印）。

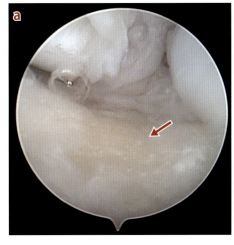 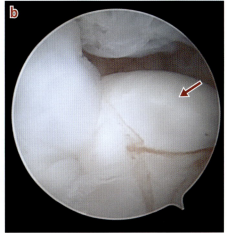

【動画】
滑膜切除

【動画】
視野が確保できない場合

4 滑膜切除

　関節内の滑膜炎の状態は個人差が非常に強く，周囲に炎症性滑膜を認めるも大菱形骨関節面や第1中手骨関節面を明瞭に観察できる症例から，著明な滑膜炎による滑膜増生で視野が確保できない場合もある。滑膜炎が高度で十分な視野が得られない場合（**図8a**）はシェーバーを用いて滑膜切除を行う場合もある。視野が確保できればRFを用いて全周性に滑膜切除を行う。赤色滑膜はすべて焼灼するとともに周囲の靱帯が固定できるように滑膜切除は行う。特に骨のマージンをRFで露出しておくと後の骨切除が行いやすい（**図8b**）。しかし，尺側の骨棘が非常に大きい場合は明瞭な視野を確保するためには骨切除と滑膜切除を複数回繰り返す必要がある。

Point コツ&注意点

- RFの使用で注意するポイントは熱対策である。潅流はもとより焼灼モード（黄色ボタン）の間欠使用が速やかに滑膜切除が行えるので推奨されるが，スコープの破損防止の観点から距離感としてはプローブが全視野の1/3程度で操作すると安全である。ただし，使用に不安がある場合は凝固モード（青ボタン）主体で，間欠操作が勧められる。

図8 鏡視所見（滑膜切除）

a：視野が得られた際にはRFを用いて周囲の靱帯が固定できるように全周性に滑膜切除を行う。
b：滑膜炎が高度で十分な視野が得られない場合は排液路が確保できればRFの凝固モードで，排液路が確保できない場合はシェーバーを用いて滑膜切除を行う場合もある。

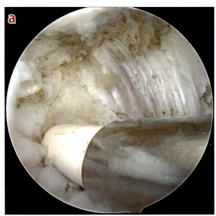
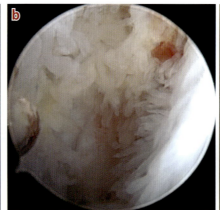
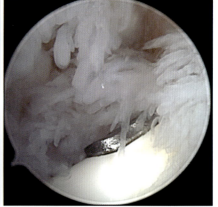

5 大菱形骨部分切除

【動画】
鏡視下大菱形骨部分切除術

　滑膜切除後に3mm oval burrを用いて骨部分切除を行う（**図9a**）。通常，大菱形骨の関節面を約3mmの部分切除を行うことで軟骨下骨が切除でき海綿骨が露出する（**図9b**）。鏡視下手術の利点である靱帯温存の観点[4]から3mmを超える骨切除は行わない。通常はこの鏡視下操作にターニケットは不要であるがまれに髄腔出血が強い場合は使用する。部分骨切除で重要なポイントは尺側と周辺の骨棘切除である。尺側骨棘の切除は1Rポータルが対向するポータルであるため，このポータルまたはthenarポータルからの切除が便利である（**図9e**）。特に背橈側の骨切除はthenarポータルからの操作が容易である（**図9f**）。そして，尺側では第2CM関節が確認できれば切除量が十分である（**図9c**）。周辺の骨棘切除ではポータルの周囲はburrを抜く方向に引きながら行い，掌側は1Rポータルから，背側は1Uポータルまたはthenarポータルから切除する（**図9g**）。辺縁部の切除は難易度が高く視野が得られるとやりやすい。骨切除の

開始は種々の意見があるが筆者は中央から始め周辺へ広げていく。ただし、尺側の骨棘切除は辺縁から行う。基部から切除すると先端部が遊離して切除できなくなる。最終段階で骨切除は1Uポータルからの鏡視で切除面がほぼ平らで第2CM関節に平行であることを鏡視で確認する。そして、最終の骨切除は透視で確認する（**図9d**）。切除不十分な場合は追加切除する。この操作を繰り返すことで鏡視と実際の切除面の視覚的すり合わせが可能になってくる。

【動画】
第2CM関節の同定

【動画】
辺縁の骨切除

図9 骨部分切除（鏡視所見と担当ポータル）

a：大菱形骨の関節面の切除開始
b：部分切除完了
c：第2CM関節面の同定（矢印）
d：透視で切除部位と量を確認（破線部）
e：1Rポータルからは中央より対側の背尺側、そして掌尺側の骨切除に適している。
f：Thenarポータルからは背尺側から背側の骨切除に適している。
g：辺縁の骨切除はburrを引きながらポータル周囲の切除を行う。各ポータルに適しており、1Uポータルの場合を図示する。

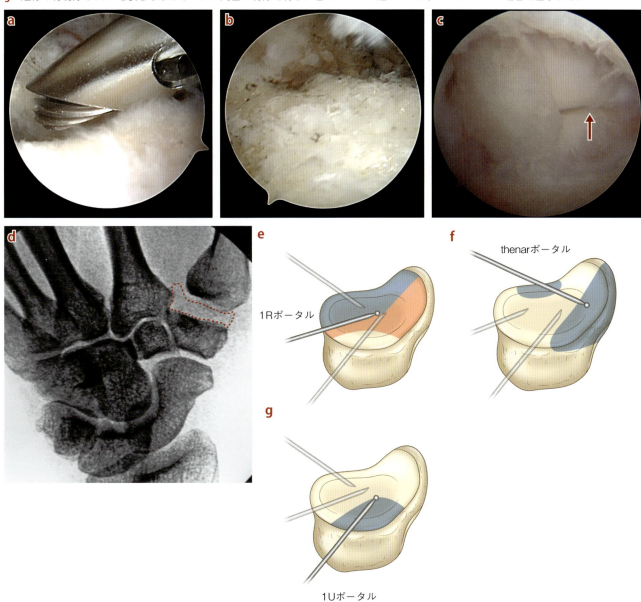

6 Suture button supsensionplasty（SBS）

仰臥位で手台に患肢を載せる。手枕は透視操作の際に尺屈位をとるため高めに設定する(**図10a**)。また，母指の内転を防止するために母指示指間に挟む小さな枕を用意する。これはエンボス®を四つ折りにしてオイフテープ®固定することで容易に作製できる(**図10b**)。以下手技の基本手順である(**図11**)。透視装置は鉛直方向の透視ができる位置に設定する(**図11a**)。ここからは橈骨神経浅枝損傷を防止するために駆血下手術となる。1Rポータルを遠位に1～1.5cm皮切を延長する(**図11b**)。橈骨神経浅枝に注意して長母指外転筋(APL)腱の掌側で短母指外転筋(APB)の筋膜を切開し第1中手骨基部の掌側面を露出させる。この部位で第1中手骨と第2中手骨へ人工靱帯を通す骨孔を作製する。刺入部位は第1中手骨基部で関節に向かってフレア状になる部分で，第1中手骨基部の軟骨下骨より5mm遠位の部位である(**図11c～e**)。鋼線刺入部が関節面に近すぎるとボタンが関節面にインピンジメントするため関節近傍の設置は避ける。鋼線の出口は第2中手骨基部フレアの遠位尺側である。

> **Point コツ&注意点**
> ● 第2中手骨骨折防止の観点から第2中手骨ではガイドワイヤーの複数回の打ち直しを行わないことおよび第1，2中手骨の骨中央を貫通させることが重要である。

図10 SBS：手関節と母指の肢位保持

a：手関節尺屈用手枕。手関節は鋼線刺入が行いやすいように手台で尺屈とする。
b：把持用枕。母指の至適位置を保持するために把持枕を使用する。

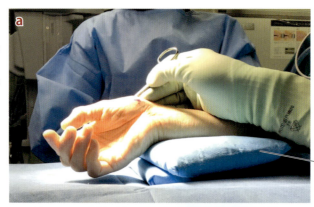

手関節尺屈用手枕

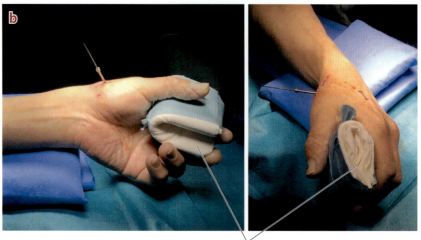

把持枕

図11 SBSのポイント

a：透視装置は鉛直方向の透視ができる位置に設定する。
b：1Rポータルを遠位に1〜1.5cm皮切を延長する。
c：鋼線は透視下で第1と第2中手骨基部が重なる位置（矢印）で骨幅の中央にフリーハンドにて刺入する。
d：ワイヤードライバーにて鉛直方向へ正確に刺入する。
e：鋼線刺入部位の確認。中手骨基部で関節面の5mm遠位で骨幅中央に刺入されていることを確認する（矢印）。
f：第2中手骨への刺入が鉛直方向では困難な場合は水平方向に行う手技もある。

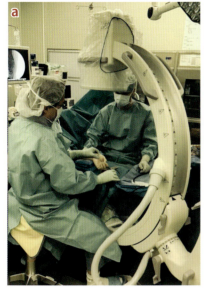
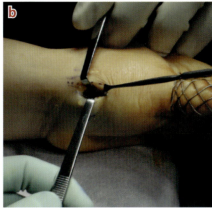
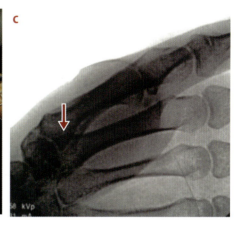

ワイヤードライバー

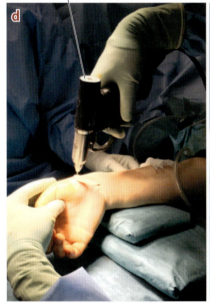
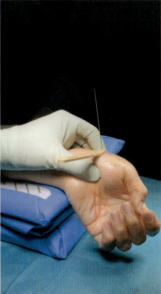
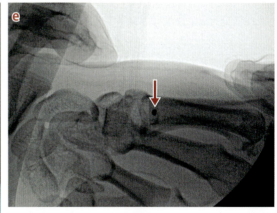
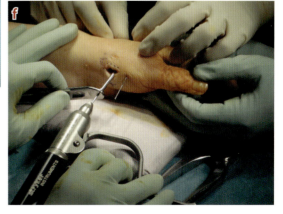

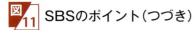

図11 SBSのポイント（つづき）

g：第1〜2中手骨間の鋼線刺入部位の確認。CM関節での外側面が整復されていることを確認する。
h：過締結防止用のK-wireを刺入する。
i, j：透視にて2方向で鋼線の適切な刺入を確認する。整復を確認する。
k：SBS固定を透視で確認する。
l：過締結防止用のK-wireを抜去する。

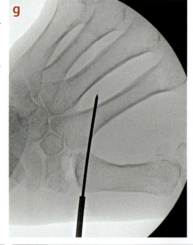
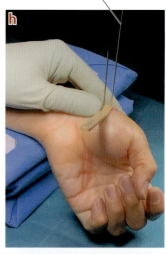
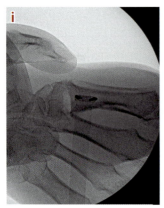
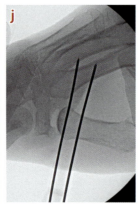
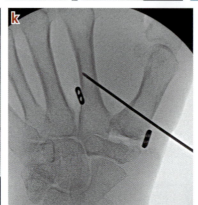
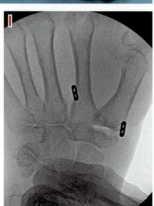

　MTR法の手順である（図12）。使用する鋼線は付属の1.1mmのショートpassing K-wire（パッサーが付いた1.1mm鋼線）である。鋼線は透視下で第1と第2中手骨基部が重なる位置で骨幅の中央にフリーハンドにて刺入する。手関節近位に枕を入れて関節尺屈位で行う。第1指間に枕を挟み，母指は橈側外転・掌側外転35°程度に保持する。目標は第1中手骨基部関節面に平行に通し，第2中手骨基部のフレア部分に向けて貫通させる。第2中手骨背側に切開を加えて鋼線を皮膚上に出しておく。この段階で第1中手骨基部の亜脱臼が整復されていなければ用手的に圧迫して整復を行う。次いで最終締結での過締結を防止する目的にガイドワイヤーの遠位に2本目のK-wireを平行に刺入する。ボタンが付いたFWループをショートpassing K-wireで，第2中手骨側へ引き抜きボタンで締結固定する。締結はFWの特性を考えknot securityの観点から4回締める。遠位のK-wireを除去し，透視下に安静位で切除間隙があり牽引で間隙が拡大，圧迫でも間隙が消失しないことを確認する。つまみ動作はKapandji test 10レベルが可能なことを確認しFWを切断する。切断前であればFWを緩めて再締結することが可能で，固定後に過締結防止用のK-wireは抜去する。

　MTR 4S法（図13）の手順である。FW4本を貫通させるため径1.2mm K-wireをガイドワイヤーとして径2.4mmの中空ドリルで直径2.4mmの骨孔を作製する。中空ドリルを貫通させたらその状態のまま第2中手骨側でK-wireをショートパッサーに入れ換えてドリルを抜去する。第1中手骨側でブラントパッサーを第2中手骨へ挿入する。この段階で2本のパッサーが骨孔内に留置されている。ショートパッサーでボタン付きのFWを第2中手骨側から第1中手骨側へ引き抜き，第1中手骨側のボタンにFWを折り返して通しブラントパッサーを用いて第2中手骨側へ引き抜く。第2中手骨尺側で初めのボタンに再度FWを通して徒手で最大締結を行う。締結後の強度チェックはMTR法と同様である。

Point コツ&注意点

- ポイントは径1.2mm K-wireは両尖のタイプのピンで、使用する先端は剣先とする。トロッカー先では第2中手骨の形状の関係で背側や遠位に滑りやすい。

Point コツ&注意点

- 打ち直しは第1中手骨では問題ないが、第2中手骨の尺側皮質の打ち直しは行わない。そのため、橈側の刺入のみで最終の位置を確認してから尺側の皮質を貫通させる。

図12 SBS：MTR法

手関節近位に枕を入れて関節尺屈位で1.1mmのショートpassing K-wireを第1，2中手骨の骨中央を貫通させる。第2中手骨背側に切開を加えて鋼線を皮膚上に出しておく。ボタンが付いたFWループを第2中手骨側へ引き抜きボタンで締結固定する。
a：Passing pin，b：FW引き込み，c：FW貫通，d：ボタン引き込み，e：ボタン挿入，f：第2中手骨側でボタン設置，g：FW締結でボタン設置完了

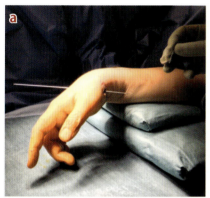
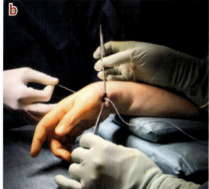
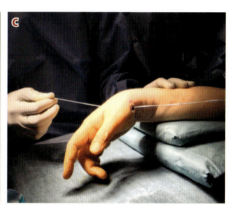
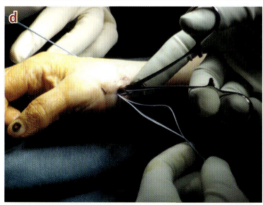
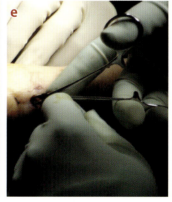
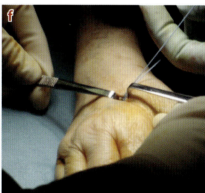
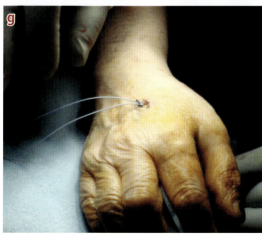

図13 SBS：MTR 4S法

a：MTR法同様に至適位置にK-wireを刺入する。b：過締結防止用のK-wireを刺入。c：K-wireを第2中手骨背側皮膚上に出す。
d：径2.4mmの中空ドリルで骨孔を作製する。e：中空ドリルのガイドに使用したK-wireをショートパッサーに交換する。
f：中空ドリルを抜去し骨孔にショートパッサーが留置される。g：ブラントパッサーを第1中手骨側から刺入する。

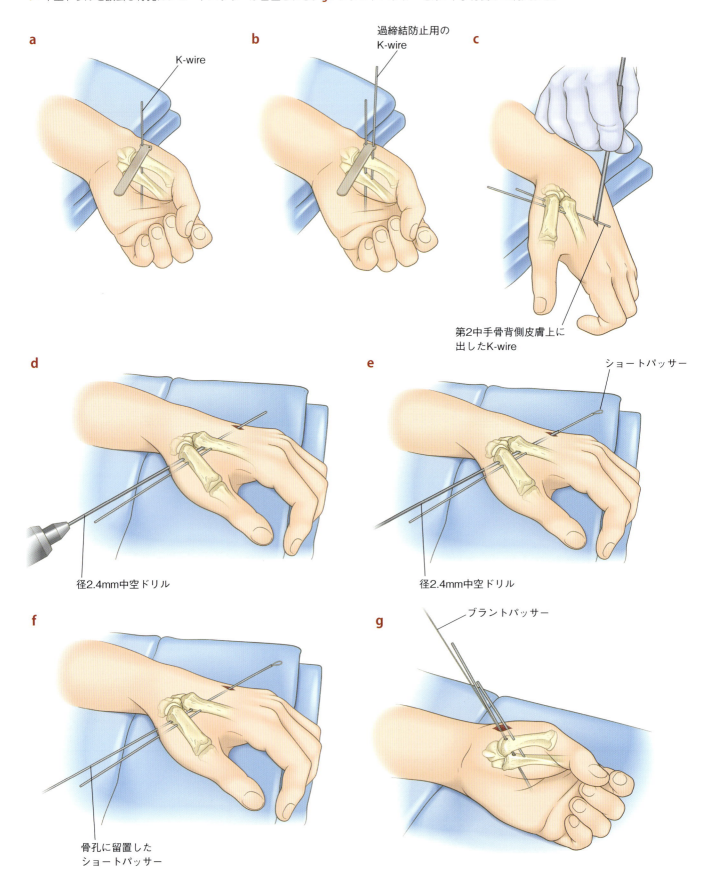

図13 SBS：MTR 4S法（つづき）

h：この段階で2本のパッサーが骨孔内に留置されている。i：ショートパッサーでボタン付きのFWを第2中手骨側から第1中手骨側へ引き抜く。j：ボタン付きのFWが骨孔を貫通する。k：第1中手骨側のボタンにFWを折り返して通しブラントパッサーを用いて第2中手骨側へ引き抜く。l：第2中手骨尺側で初めのボタンに再度FWを通す。m：徒手で最大締結を行う。

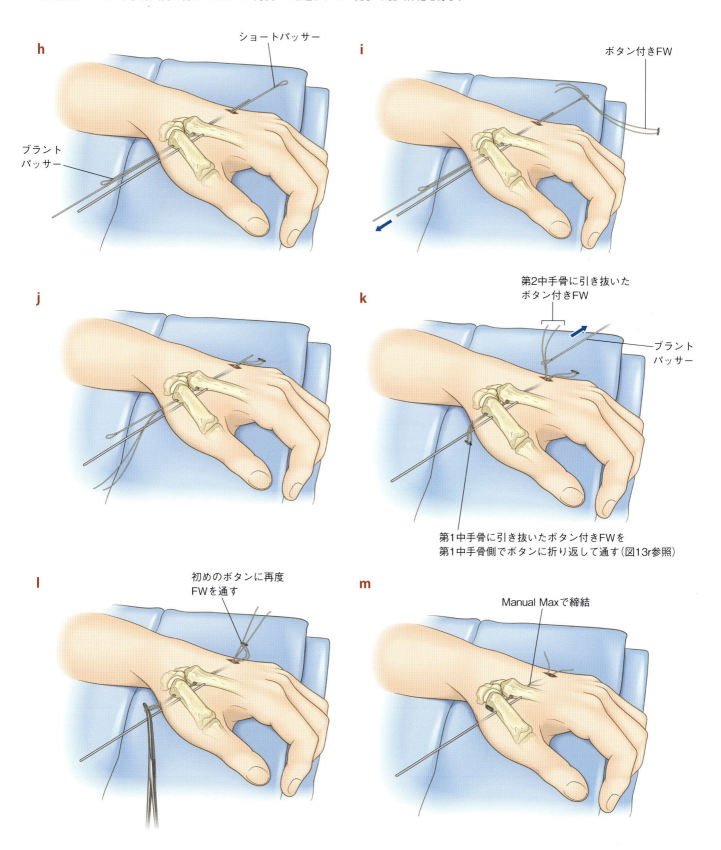

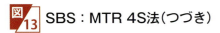

図13 SBS：MTR 4S法（つづき）

n：過締結防止用のK-wireを抜去する。
o：SBSの術後正面X線像
p：SBSの術後側面X線像
q：MTR 4Sのモデル骨での固定状態
r：4 strandsの形状

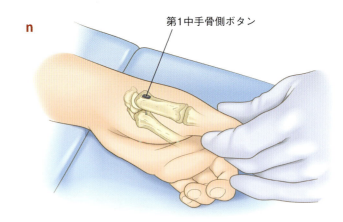

第1中手骨側ボタン

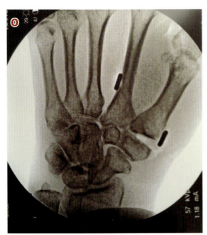
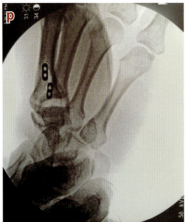
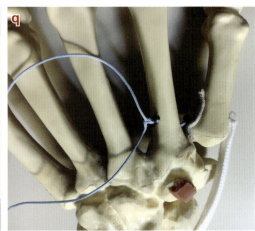
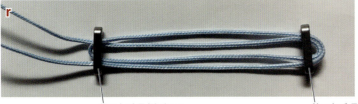

第2中手骨側ボタン　　第1中手骨側ボタン

7 閉創

創を洗浄し，皮膚のみ5-0ナイロンで縫合する．術後の除痛目的にthenarポータルの部位より局所麻酔薬を10mL関節切除部に注入する．患手はbulky dressingで固定後ターニケットを解除する．術翌朝までcoolingを行う．

後療法

術後4週間は軟性装具を使用する．術翌日から自動可動域訓練を開始し，術後2週で抜糸する．必要に応じて介助自動運動や他動運動を加えて術後4週までに小指との対立動作ができるようにする．術後4週より握力・つまみ力の筋力訓練を健側の1/2を目処に開始する．術後8週で制限を解除する．

文献

1）坂野裕昭, 勝村　哲, 岡崎　敦, ほか. 母指CM関節症に対する Suture button suspensionplastyを併用した鏡視下関節形成術. 日手会誌 2016；32：726-30.

2）坂野裕昭. 母指CM関節症に対するSuture button suspensionplasty を併用した鏡視下関節形成術. 日整会誌 2023；97：842-7.

3）仲　拓磨, 坂野裕昭, 勝村　哲, ほか. 母指CM関節症に対する 装具治療の有効性の調査. 日手会誌 2018；35：437-40.

4）北條潤也, 面川庄平, 飯田昭夫, ほか. 鏡視下大菱形骨部分切除 における適切な骨切除量についての解剖学的検討. 日手会誌 2016；33：267-9.

5）高木知香, 坂野裕昭, 勝村　哲, ほか. 母指CM関節症に対する 鏡視下大菱形骨部分切除術併用 Suture button suspensionplasty の人工靱帯強度を向上させた新法の開発と成績. 日手会誌 2021；37：875-8.

6）坂野裕昭. 母指CM関節症に対する鏡視下部分切除を併用した Suture button suspensionplasty. 整・災外 2022；65：1090-5.

Ⅰ 手

MP関節伸展拘縮に対する関節鏡下手術

広島大学大学院医系科学研究科四肢外傷再建学　**四宮陸雄**

手技の Point

▶罹患指を5kgで垂直牽引する。

▶伸筋腱の橈尺側に5mmの縦切開を加え，鈍的に皮下剥離し関節内へ到達する。

▶拘縮した関節はworking spaceが狭いため，関節内の背側からアプローチする。

▶径1.9mmの関節鏡を使用し，径1.4mmと1.9mmの電気手術機器を用いて側副靱帯を切離する。

▶電気手術機器は1回の使用時間を3秒以内とし，靱帯切離中は生食灌流をしっかり施行することで組織の熱損傷を予防する。

introduction

　中手指節関節（metacarpophalangeal joint；MP関節）伸展拘縮に対する手術療法として，背側アプローチによる手術が報告されている[1,2]。これはMP関節背側に皮切を加え，矢状索を切離した後，関節包を切除，その後側副靱帯を中手骨頭付着部で切離するものである。この背側アプローチ法では他動屈曲90°以上が術中に得られ，最終的に自動屈曲は平均21°，他動屈曲は平均28°改善したと報告されている[3]。しかし，1980年に興味深い論文が発表された。術後に50°以上可動域が改善した割合を背側アプローチと掌側アプローチで比較した研究によると背側アプローチ（16％）より掌側アプローチ（44％）のほうがその割合が高いことが示された[4]。これは背側アプローチにより伸筋腱を含めた伸展機構への手術侵襲が悪影響を与えた可能性が考えられる。われわれはより低侵襲な新しい試みとして，橈骨遠位端骨折や中手骨骨折などで生じたMP関節伸展拘縮例に対し鏡視下関節授動術を行い，良好な治療成績を報告した[5]。本項ではその手術手技を解説する。

術前情報

手術適応

　最低3カ月間の積極的なリハビリテーション加療にもかかわらず関節拘縮が改善しない症例が適応となる。橈骨遠位端骨折など骨折治療後の不適切な管理によるMP関節伸展拘縮例がよい適応であり，麻痺手など屈曲筋力が劣る症例に適応はない。

術前計画

　伸筋腱の癒着が疑われる症例では，手関節伸展，屈曲位でのMP関節の他動屈曲角度を確認する方法もあるが伸展拘縮が強いと判断が難しい。われわれはエコー

手術Step

1 手術体位（p.45）

2 皮切（p.45）

3 関節内の展開と関節鏡の挿入（p.45）

4 側副靱帯の同定と切離（p.46）

5 背側関節包の取り扱い（p.47）

6 他動屈曲による授動操作（p.48）

7 縫合（p.48）

で伸筋腱の滑走があれば本法を適応している。これまで鏡視下授動術で伸展拘縮の改善が得られなかった症例は経験がない。そのような症例に遭遇した場合は，伸筋腱剥離のみ追加すればよいと考えている。

手術に必要な解剖

MP関節は背側が背側関節包，掌側は掌側板，橈側尺側には中手骨頭から基節骨基部にかけて側副靱帯，側副靱帯の近位掌側から掌側板に至る副靱帯から成り立っている(図1)。正常な状態においては側副靱帯の中手骨と基節骨付着部間の2点間距離はMP関節伸展時に短縮（靱帯は弛緩）し，屈曲時は伸長（靱帯は緊張）する(図2)。つまり，MP関節は伸展位で拘縮しやすく，その原因は側副靱帯の伸展位での硬化や背側関節包の硬化と考えられてきた。われわれは，鏡視下手術の開発と安全性を確保するためMP関節の局所解剖を行った。MP関節の橈尺側には以下の構造物が走行している。

①側副靱帯：中手骨背側から基節骨掌側に向けて斜めに走行
②矢状索：側副靱帯の走行に対して垂直方向に走行
③骨間筋腱：側副靱帯と似た走行

これらは一般的に関節内から①，②，③の順に層構造を呈している(図3)。つまり，側副靱帯を切離すると，それに直行する矢状索が出現することで，側副靱帯の完全切離が確認できる。しかし，示指の橈側は①，③，②の順番となることがわれわれの解剖研究で判明した(図4)。示指の橈側では側副靱帯を切離すると，走行が似た骨間筋腱が出現する。これを誤って切離しないように注意する必要がある。また，MP関節伸展位で掌側板から指神経までの距離は平均4.4±0.7mmであった。掌側板付近での電気手術機器の使用は神経損傷の危険性を認識する必要がある(図5)。

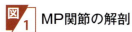
図1 MP関節の解剖

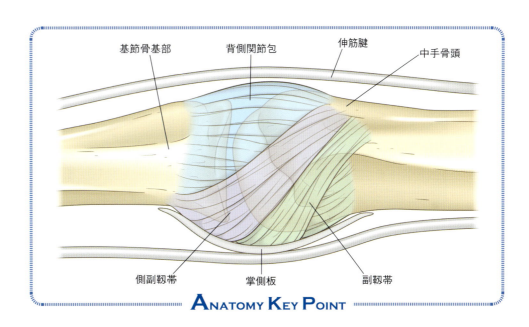

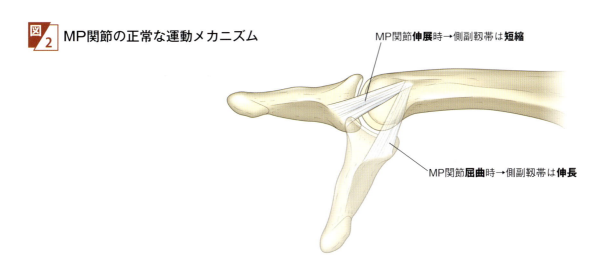
図2 MP関節の正常な運動メカニズム

図3 MP関節の解剖（皮膚・皮下組織切除後）

骨間筋腱を切除→矢状索を背側で切離し掌側へ反転→側副靱帯。

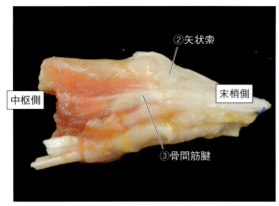
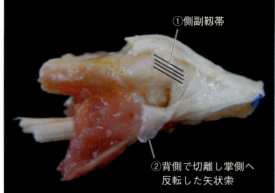

関節側から①側副靱帯，②矢状索，③骨間筋腱の順番に層構造

図4 示指MP関節の解剖（皮膚・皮下組織切除後）

矢状索を背側で切離し掌側へ反転→骨間筋腱を中枢へ反転→側副靱帯。

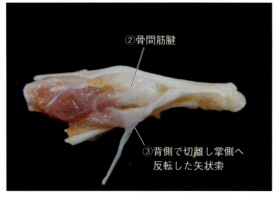
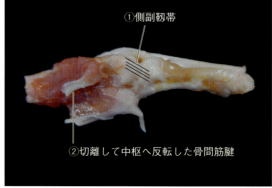

関節側から①側副靱帯，②骨間筋腱，③矢状索の順番に層構造

図5 掌側板から指神経までの距離

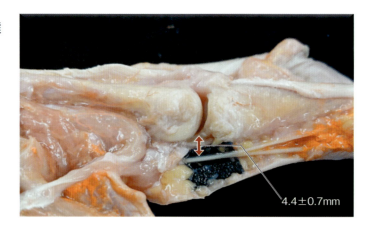

4.4±0.7mm

手術手技

1 手術体位

仰臥位で罹患指にChinese finger trapもしくはそれに準じたものを装着し，垂直方向に5kgで牽引する（図6）。

2 皮切

伸筋腱とMP関節を把握し，伸筋腱の橈尺側に5mmの皮切を加える。伸展拘縮したMP関節は関節腔がわかりにくい。正確な皮切が必要なためエコーで確認するとよい（図6）。

Point コツ&注意点
- 伸筋腱の真横ではなく数mm離して作製する。これは関節鏡のハンドリングのみでなく，ポータルからすぐに側副靱帯部に切離用の電気手術機器を到達させるためである。

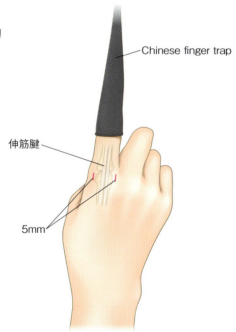

図6 手術体位と皮切

3 関節内の展開と関節鏡の挿入

皮切を加えた後は鈍的にモスキート鉗子を用いて皮下組織を剥離し，関節穿破する。拘縮関節はworking spaceが狭いため，盲目的に鉗子を押し込むと容易に骨軟骨損傷を生じるので注意する必要がある。まず，1.9mm関節鏡を挿入する。反対側のポータル作製も同様に行い，関節鏡をみながら反対側に作製したポータルから電気手術機器を挿入する。

Point コツ&注意点
- 最初はworking spaceが狭いので，関節包を穿破したら関節内背側の剥離を行い，同部へ1.9mmの関節鏡を挿入する。背側から少しずつ視野をよくするイメージで関節内の瘢痕切除を施行する。

4 側副靱帯の同定と切離

【動画】
鏡視下側副靱帯切離
（示指橈側）

電気手術機器の径1.9mm シェーバー®（Smith & Nephew社）や径1.4mm QUANTUM 2 SYSTEM®（Smith & Nephew社）を用いて少しずつ視野を背側から改善させていき，電気手術機器を挿入した側の側副靱帯を露出させていく．Working spaceが得られない場合，QUANTUM 2 SYSTEM®を用いて少し靱帯を切離するとよい．Working spaceが拡大し，中手骨の背側から基節骨の掌側に向けて斜めに走行する側副靱帯を露出できる（図7）。靱帯露出後はQUANTUM 2 SYSTEM®を用いて完全にこれを切離する．われわれのpreliminaryな解剖研究の結果から，通常は側副靱帯と垂直に走行する矢状索線維が出現するので，これが確認できれば切離は終了する（図8a）。しかし，示指の橈側は側副靱帯を切離すると，似た走行をする骨間筋腱が出現する．これを誤って損傷しないように注意する（図8b）。

図7 側副靱帯の同定

a：滑膜や瘢痕組織をシェーバーで切除
b：中手骨側背側から基節骨掌側に斜めに走行する側副靱帯

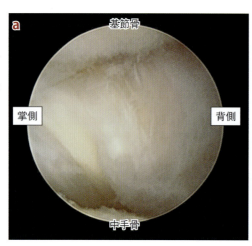
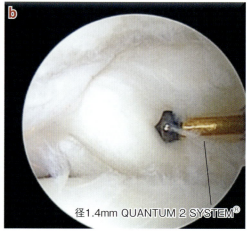

図8 側副靱帯の切離

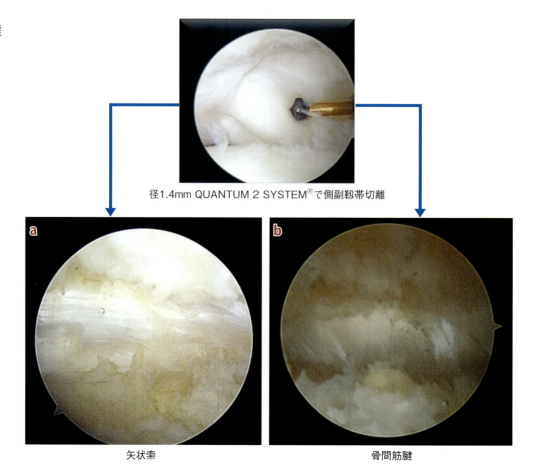

46

MP関節伸展拘縮に対する関節鏡下手術

Point コツ&注意点
- QUANTUM 2 SYSTEM®を使用する際は熱による組織損傷に注意する. 60°を超える熱は神経に損傷を起こす可能性があり, 1回の使用時間を3秒以内とし, 切離中は生食を圧注しながら熱に対して対処するほうがよい[6]。

5 背側関節包の取り扱い

【動画】
背側関節包切除

本法を始めた当初, 伸筋腱が確認できるまで背側関節包の切離も行っていた(図9a, b). しかし, 電気手術機器の影響と思われる水疱形成を認めたこと(図9c), 伸筋腱への影響も危惧されること, 背側関節包を切離しなくても側副靱帯切離で十分授動効果が得られることから, 現在では必須処置とはしていない.

図9 背側関節包の取り扱い
a: 背側関節包切離前
b: 背側関節包切離後
c: 水疱形成

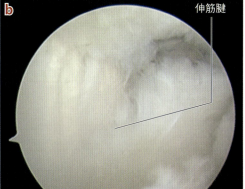

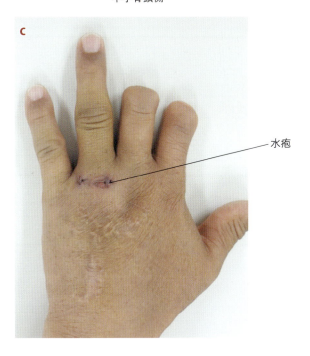

6 他動屈曲による授動操作

側副靱帯を切離した後に関節鏡をすべて抜去，牽引もはずして他動的に授動術を施行する。比較的容易に他動屈曲が改善するが，背側関節包が硬い場合は力を要することもある。骨折を生じたことはないが注意しながら行う必要がある。

7 縫合

関節内の軟骨損傷の有無を評価した後に，ナイロン糸1針で2つの皮切部をそれぞれ閉創する。

術後リハビリテーション

外固定は施行せず，術後2日間は弾力包帯内で自動運動を許可し，術後3日目からは自動・他動ROM訓練を制限なしに施行する。

文献

1）Buch VI. Clinical and functional assessment of the hand after metacarpophalangeal capsulotomy. Plast Reconstr Surg 1974；53：452-7.
2）Yang G, McGlinn EP, Chung KC. Management of the stiff finger: evidence and outcomes. Clin Plast Surg 2014；41：501-12.
3）Gould JS, Nicholson BG. Capsulectomy of the metacarpophalangeal and proximal interphalangeal joints. J Hand Surg Am 1979；4：482-6.
4）Weeks PM, Young VL, Wray RC Jr. Operative mobilization of stiff metacarpophalangeal joints: dorsal versus volar approach. Ann Plast Surg 1980；5：178-85.
5）Shinomiya R, Sunagawa T, Nakashima Y, et al. Arthroscopic mobilization for metacarpophalangeal joint extension contracture. J Orthop Sci 2022；27：1252-6.
6）Rowland AN, Raji OR, Nelles DB, et al. Thermal damage in orthopaedics. J Am Acad Orthop Surg 2024；32：e368-77.

Ⅰ 手

Dupuytren拘縮に対する
皮膚形成/移植術

千葉ろうさい病院整形外科　**阿部圭宏**

手技の Point

▶ Z形成術，V-Y形成術などのデザインは執刀前にデザインする。

▶ Dermofasciectomyは，limited fasciectomyの緊急回避術ではない。Dermofasciectomyは皮膚の欠損を補うだけではなく，①生存性の悪い皮膚を置換できる，②植皮部にはcordは発生しないため，再発を予防できる，という利点を伴う[1]。

▶ Dermofasciectomyは基本的には再発例や，diathesisの強い症例[2]（**表1**）に対し，事前に計画して遂行する手技である。しかしながらlimited fasciectomyで予期せぬ皮膚欠損が生じた場合，緊急回避として行うケースもある。

▶ Spiral cordを認める場合，指神経は中手指間関節線近くで最も正中に偏移するまた小指では，小指外転筋腱の索状化が生じる[3]。

▶ Z形成術を併用した皮切では，切開線は指正中を通るため，神経損傷リスクを減らすことができる[3]。

▶ Dermofasciectomyを行う場合，屈筋腱腱鞘が露出した場合の被覆，皮弁の利用を勘案して皮切をデザインする。

▶ 屈筋腱が露出した部位は，直接植皮を行うことは禁忌であり，十分な脂肪組織をinterposeする[4]。

▶ それゆえ皮膚の切除は植皮直前に行う。

表1 Diathesis score

判別式；D ＝ a+b+c+d+f
D＞4の場合，Dupuytren diathesisが強い，すなわち再発リスクが高いと判定する。

	項　目	配　点
a	両側性	1
b	小指罹患	1
c	若年発症＜45歳	1
d	足底線維腫	2
e	Knuckle pads	2
f	橈側指罹患	2

（文献2より引用）

introduction

本項では，Dupuytren拘縮に対するlimited fasciectomyと遊離全層植皮（full-thickness skin graft；FTSG）を併用したDermofasciectomyの手術手技を述べる。

手術適応と分類

近位指節間（proximal interphalangeal；PIP）関節と中手指節（Metacarpophalangeal；MCP）関節の解剖学的特徴により，MCP関節は屈曲拘縮は解除されやすく，PIP関節において解除はされにくい傾向にある（後述図11）。

術前分類にはそれを加味した，英国手外科学会（The British Society for Surgery of the Hand；BSSH）の分類が簡便で実用的である（表2）。

教科書的には総伸展不足角（total passive extension deficit；TPED）が30°以上，ないしtabletop test陽性以上の拘縮が適応とされるが，手術に対する生体反応でむしろmyofibroblastの活性が増加する危険もある。患者のADL障害を丹念に聴取し，拙速な外科的介入は慎むべきである。

手術に必要な解剖

手掌腱膜のみならず，Grayson靱帯やCleland靱帯，指間靱帯（natatory ligament），小指外転筋（abductor digiti quinti；ADQ）腱なども索状化（cord化）するため（図1〜3），これらすべての解剖と神経血管束や屈筋腱腱鞘などとの位置関係を把握しなければならない。

拘縮は皮膚のみではなく，腱鞘，腱，関節，関節包や靱帯のすべてで起こりえるため，拘縮に陥ったすべての組織の解除が必要であり，Dupuytren拘縮の手術は，皮膚，結合組織，神経血管，腱，関節と靱帯など，手外科のすべてのエッセンスの詰まった手術である。

手術Step

1. 手術体位 (p.52)
2. デザインの決定 (p.52)
3. 皮切 (p.53)
4. Dermofasciectomy (p.54)
5. 閉創 (p.56)

表2 BSSH診断基準による術前重症度

術前重症度は，BSSHの基準に合わせ，MP関節の拘縮（Stage 1），PIP関節30°未満の拘縮（Stage 2），30°以上の拘縮（Stage 3）とし，それぞれの関節の予後を検討している。

	定 義
Stage 1	MP関節の拘縮
Stage 2	PIP関節30°未満の拘縮
Stage 3	PIP関節30°以上の拘縮

(British Society for Surgery of the Hand (BSSH) classifies Dupuytren's disease. Available at:https://prioritiesforum.org.uk/sites/default/files/policies/2019-03/guidance_96_-_dupuytrens_contracture_september_2018.pdf Accessed June 9, 2019)

Dupuytren拘縮に対する皮膚形成/移植術

| 図1 | Spiral cordにより，指神経は中手指間関節線近くで最も正中に偏移する |

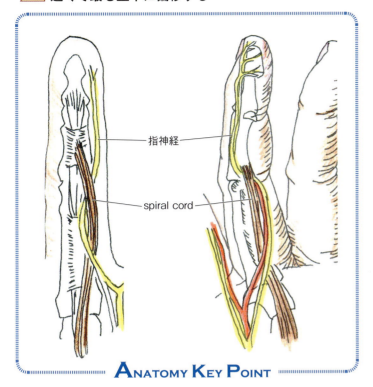

ANATOMY KEY POINT

| 図2 | 小指では，小指外転筋腱の索状化が生じる |

Spiral cord同様，神経血管束はcordと交差する。

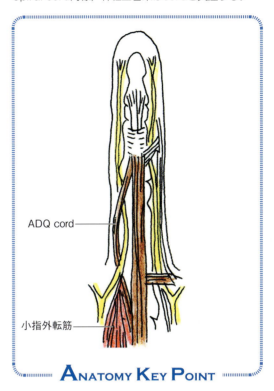

ANATOMY KEY POINT

| 図3 | 手の解剖 |

a：手指の正常構造。ここでligament, band, fasciaとよばれる組織がDupuytren拘縮組織に変化する。
b，c：spiral bandはcordに変化する。pretendinous bandはpretendinous cordに変化，さらにMCP関節以遠に伸展するとcentral cordとよばれる。

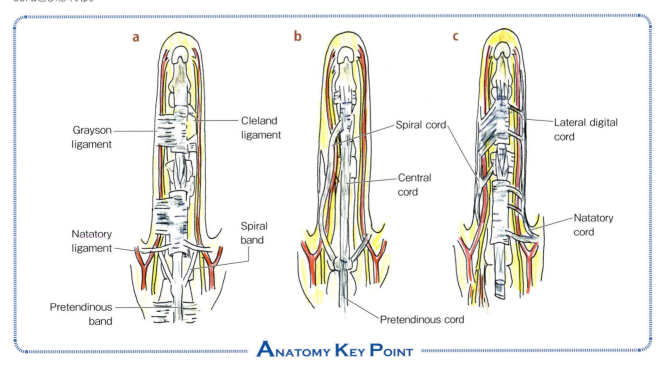

ANATOMY KEY POINT

51

手術手技

1 手術体位

麻酔は全身麻酔でも伝達麻酔でも可能である。

> **Point　コツ&注意点**
> ● 前腕回外位や手指の伸展を保持するため，アルミや鉛製の手形は有用である(図4b)。

2 デザインの決定

Z形成術，V-Y形成術などのデザインは執刀前にデザインする(図4a，5)。皮膚が不足したとき，植皮や創開放療法に移行する場合も考えて切開線を決定する(図6，7)。

必ず展開は，神経血管束を近位で同定してから遠位に向けて行う(後述図10)。

> **Point　コツ&注意点**
> ● 近位手掌部は比較的脂肪層も多く，神経血管束も同定しやすいため，近位より展開を開始し，まず神経血管束を同定することが必須である。

図4 Z形成術

a：術前のデザイン
b：Z形成術術後。皮弁の入れ替わりに着目。皮下にペンローズドレーンを留置。

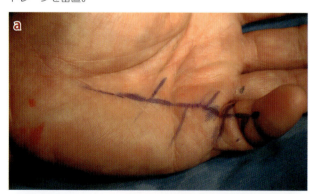
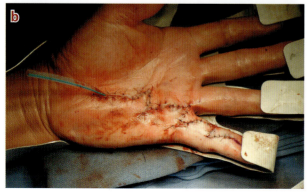

図5 Zig-Zag切開(環指)とZ形成術(小指)を併用した正中縦切開

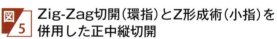
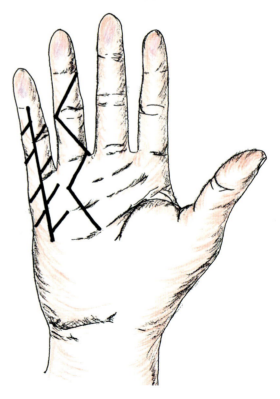

Dupuytren拘縮に対する皮膚形成/移植術

図6 Z形成術で皮膚欠損や屈筋腱が露出した場合のサルベージ
a：デザイン，b：Cordの露出，c：予期せぬ腱鞘の開口，d：皮弁の移動によるサルベージ，e：遊離全層植皮

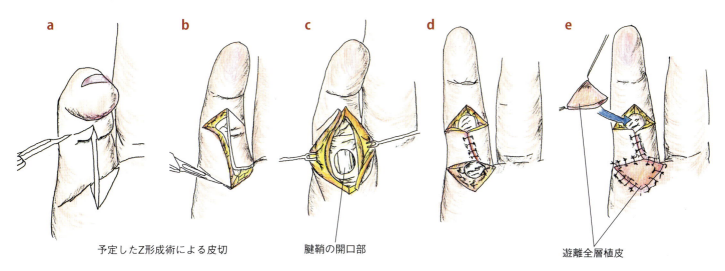

予定したZ形成術による皮切　　腱鞘の開口部　　遊離全層植皮

図7 皮膚欠損の被覆に，皮線部のみ植皮した例

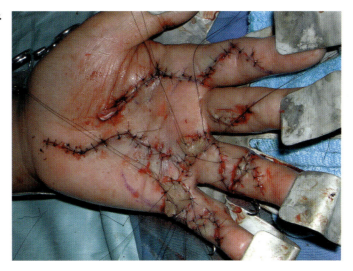

3 皮切

　Cord直上では皮膚が薄くなっているうえ，脂肪組織はほとんどなく，いきなりcordや神経血管束が露出する。前述のように，Z形成術を併用した皮切では，切開線は指正中を通るため，神経損傷リスクを減らすことができる[3]。また皮弁の辺縁部は壊死しやすいので，スキンフックなどを用いてより愛護的に皮膚を扱う必要がある。

Point コツ&注意点

● 連続Z形成で展開する場合は，正中線の皮切より行う。これにより神経血管損傷の損傷リスクを低減できる。Zの横線は必要に応じて都度切開していく。

4 Dermofasciectomy

完全に遠位までcordを追求し神経血管束を確保した後，cordを切除する（図8, 9）。

図8 Dermofasciectomy

皮膚切除部の代表的な形状と（**a**, **b**），遊離全層植皮の採皮部（**c**）。

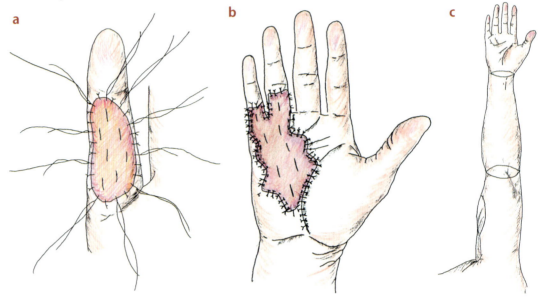

図9 Dermofasciectomy植皮の実際

a：Dermofasciectomyの実際。この後tie overを行った。
b：術後1カ月

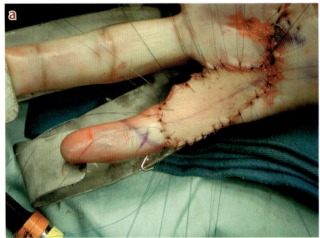
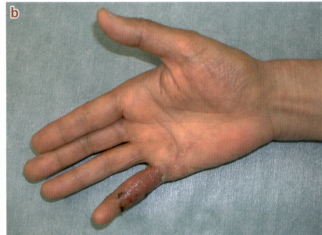

Point コツ&注意点

● Cordの近位端を早い時期に切離するのは有用である(図10)。

図10 Dermofasciectomyの実際

手指正中をまず切開しcord切除の近位端を切離し(矢印)展開を容易にした。皮弁はまだ切除していない。

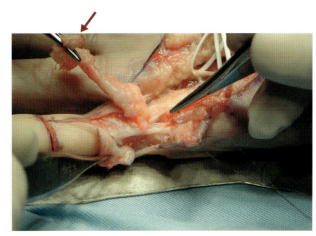

　PIP関節においては，cord切除後も関節包，手綱靱帯，側副靱帯，屈筋腱腱鞘などの拘縮のため，屈曲拘縮が残存することが多い(図11)。Smithら[5]の研究ではこれらを切離，剥離した群と閉鎖的徒手的に伸展させて拘縮を解離させた群との間で術後の伸展不足角に差はなかった，と述べているが，筆者もSmithらの意見に賛成で現在では関節包切除checkrein ligamentの切離は行わない。PIP関節の拘縮解除は閉鎖的徒手伸展のみにしている。

　Dermofasciectomyを行う場合，屈筋腱が露出した場合の被覆，皮弁の利用を勘案して皮膚切除する。屈筋腱が露出した部位は，直接植皮を行うことは禁忌であり，十分な脂肪のついた皮膚で被覆する(図6)。

　また，通常は全層植皮を行う。肘前方や前腕外側より採取し，tie over法で縫合，固定する(図9a)。

図11 MCP関節とPIP関節の構造

MCP関節(a)の側副靱帯は屈曲位で最も強く緊張するため，MCP関節は長期屈曲拘縮になっていても，屈曲拘縮は解除されやすい。他方PIP関節(b)においては，屈筋の収縮が伸筋の収縮力より圧倒的に強いこと，掌側に手綱靱帯や掌側板などの拘縮しやすい組織が存在すること，側副靱帯の緊張は全可動域で不変(isometric)などの理由で，容易に屈曲拘縮に陥る傾向にある。
a：MCP関節
b：PIP関節

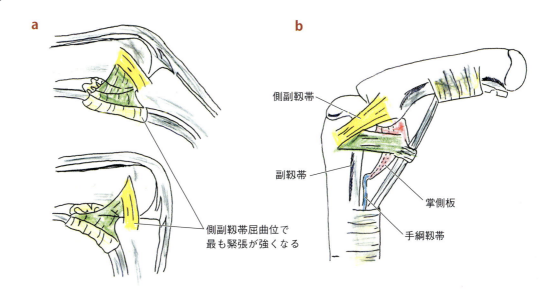

5 閉創

創内を洗浄，駆血を解除して丹念に止血してから閉創（表皮縫合のみ）を行う．皮弁や指先部の血流を確認する．

術後はペンローズドレーンを留置して閉創する（図3）．

Point コツ&注意点
- 皮弁の角は壊死しやすいため，鑷子でつままず，スキンフックで愛護的に扱う．

皮膚の緊張が強く壊死が危惧されるときは，無理に縫合せず，開放療法や植皮，局所皮弁などで対処する．屈筋腱腱鞘に穴があいたりした場合はその部分は必ず脂肪の多い血流のよい組織で被覆する必要がある．

Point コツ&注意点
- Cross finger flapなどの利用も効果的である．

術後後療法

抜糸は2週程度で行う．Tie over部分は術後5日もすれば，圧迫を解除してもよい．

伸展位置固定やスプリントは有用である（図12）．

小指，環指の伸展拘縮は握力の低下をきたすため，屈曲拘縮のみならず，伸展拘縮にも注意してリハビリテーションを行う．

植皮部は術後6カ月程度，皮脂分泌能力がないため，保湿剤を塗るよう指導（植皮部の収縮や色素沈着の予防）する．

図12 カプナ型指伸展装具（a）とその実際（b）

ばねの力でPIP関節に持続的に伸展力をかけることができる．自動屈曲も可能．

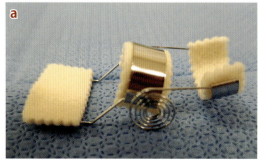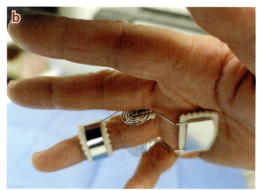

文献

1) Tubiana R. Skin flaps, Skin grafts, and dermofasciectomy. In: Tubiana R, Leclercq C, Hurst LC, et al. Dupuytren's disease. London：Martin Dunitz；2000. p218-22.
2) Abe Y, Rokkaku T, Ofuchi S, et.al. An objective method to evaluate the risk of recurrence and extension of Dupuytren's disease. J Hand Surg Br 2004；29：427-30.
3) McFarlane RM, Botz JS. The results of treatment. In: McFarlane RM, McGrouther DA, Flint MH(Eds). Dupuytren's disease. Biology and Treatment. Edinburgh：Churchill Livingstone；1990. p387-412.
4) Abe Y, Rokkaku T, Kuniyoshi K, et al. Clinical results of dermofasciectomy for Dupuytren's disease in Japanese Patients. J Hand Surg Eur Vol 2007；32：407-10.
5) Smith P, Breed C. Central slip attenuation in Dupuytren's contracture: a cause of persistent flexion of the proximal interphalangeal joint. J Hand Surg Am 1994；19：840-3.

Ⅰ 手

舟状月状骨不安定症に対する手術

安城更生病院整形外科/手の外科・マイクロサージャリーセンター　**建部将広**

手技の Point

▶本疾患の病態はall-or-noneではなく，その状況に合わせて治療方針を決定する。

▶手術体位は仰臥位，手関節鏡とX線透視を用いて行う。

▶はじめに手関節鏡を行い不安定症の程度を評価する。

▶手根アライメントを整復し靱帯の操作を行う。

▶手術操作を行ううえで手関節の靱帯について習熟しておく必要がある。

introduction

本項では解離性手根不安定症の代表である舟状月状骨不安定症に対する手術手技について述べる。

手術適応・術式選択

手根不安定症のなかで主に治療対象となるのは舟状月状骨不安定症であり，解離性手根不安定症を代表するもので，変形性手関節症の最も一般的なパターンとされている。その病態はall-or-noneではなく，状況に合わせて治療方針を決定していく必要がある。原因（病因ならびに急性/慢性）・程度（静的/動的）・損傷程度（部位/方向/形態）を判断する。実際には手関節鏡を行い，その所見で最終的な手術術式を決定する。

手術に必要な解剖[1]（図1, 2）

手関節は14個の骨と豆状骨（機能としては尺側手根屈筋腱の種子骨）からなり，関節腔の構造から，遠位橈尺関節（distal radioulnar joint；DRUJ）・橈骨手根関節（radiocarpal joint；RCJ）・手根中央関節（midcarpal joint；MCJ）・中手手根関節（carpometacarpal joint；CMJ）・豆状三角骨関節（pisotriquetral joint；PTJ）に分けられる。手関節はその構造から2つの手根列に分けられ，舟状骨・月状骨・三角骨からなる近位手根列と有鉤骨・有頭骨・大菱形骨・小菱形骨からなる遠位手根列に分けられ，近位手根列には腱が付着しない"intercalated"な部分となっている。この筋の付着がなく基本的には骨間の靱帯のみで維持されていることが近位手根列の最大の特徴である。ゆえに舟状月状骨靱帯が完全に断裂すると，舟状骨は近位手根列の残りの部分に拘束されなくなり，屈曲し回内・背側に亜脱臼した肢位となる傾向がある（いわゆる舟状骨回転性亜脱臼）。そして月状骨と三角骨は遠位手根列により押され背屈し，dorsal intercalated segment instability（DISI）として知られる変形を生じる。

手術Step

1 手術体位 (p.60)

2 手関節鏡 (p.60)

3 皮切・展開 (p.60)

4 手根アライメント整復 (p.61)

5 靱帯縫合 (p.62)

6 アライメント確認 (p.64)

7 閉創 (p.64)

手関節には多数の靱帯と関節包が存在し，2つの隣接する骨を連結している"intrinsic ligament"と少し離れた骨間ないしは前腕や中手骨と手根骨との間を連結する"extrinsic ligament"に分けられる。これらは単独して損傷して症状を生じるのではなくintrinsicおよびextrinsic ligamentの両者が合併して損傷することで不安定性が生じる。舟状月状骨不安定症に大きくかかわる靱帯はintrinsic ligamentである舟状月状骨靱帯（scapholunate

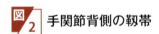

手関節掌側の靱帯

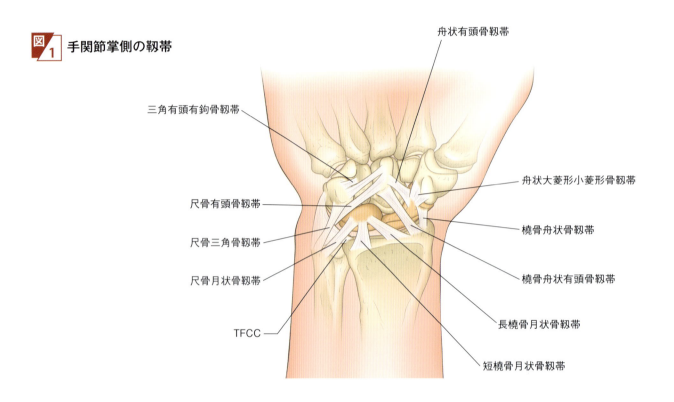

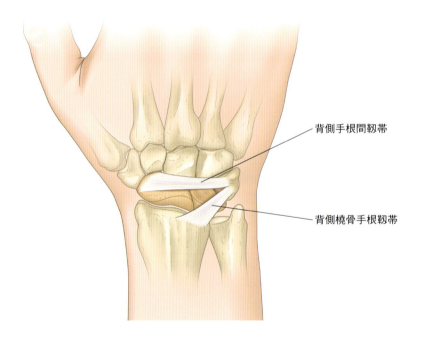

手関節背側の靱帯

interosseous ligament；SLIL）であり，2つの舟状月状骨靱帯（手掌および背側）および近位線維軟骨膜という3つの異なる構造からなる。背側舟状月状骨靱帯は最大の強度（平均260N）を有し，掌側舟状月状骨靱帯は同118N，近位線維軟骨膜は同63Nとなっており，メインとなる靱帯構造は背側舟状月状骨靱帯となる（**図3**）。

受傷メカニズム[2]

解離性手根不安定症であるSLD（scapholunate dissociation）はMayfieldらが提唱するperilunate損傷の最初の段階であり，手関節を伸展，尺側偏位，手根骨回外させた状態で伸展した手を転倒させると，軽度のSL捻挫から完全な月状骨周囲脱臼に至るまで，幅広い範囲の損傷を引き起こすとされている。

診断

まずその成因を十分に理解しておく必要があり，ほかの手根不安定症と同様ではあるがどのような原因（病因ならびに急性/慢性）で，どの程度の不安定性（静的/動的）かを評価し，解剖学的な損傷程度（部位/方向/形態）を判断することになる。症状は運動時痛の疼痛が主となることが多く，痛みを伴うclunkやクリック感，「抜けるような」感覚と表現することもある。運動時の症状悪化に際しては各種誘発テストが有効である（scaphoid shiftテストなど）。画像診断として，単純X線像・各種機能撮影（clenched-fist像，掌背屈・橈尺屈位）を組み合わせて行う。さらにCT/MRIによる診断と合わせ，必要に応じて関節造影で動的診断と靱帯の断裂を確認する。画像診断は現状ではあくまで補助的なもので，現時点では手関節鏡が最も信頼のおける手段であり，手根不安定症の治療においては最終的な判断といえる。鏡視下の不安定性の評価は広くGeisslerの分類を用いられている（**表1**）。この分類についても，もともとのlaxityの判断や健側との比較が困難であるなど問題点があるが，現状ではGeissler Ⅲ度およびⅣ度を病的な状態として治療対象としていることが多い印象にある。

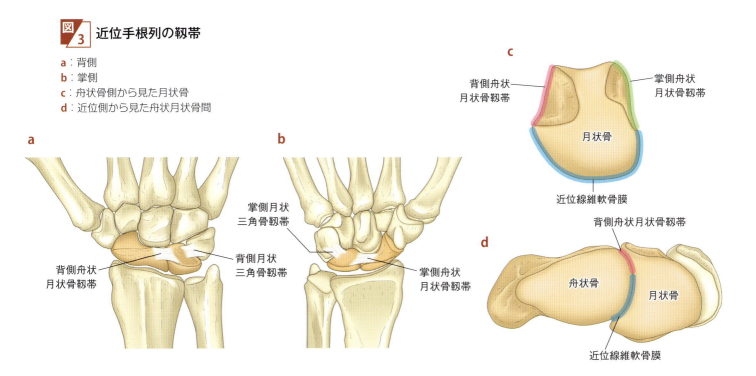

図3 近位手根列の靱帯
a：背側
b：掌側
c：舟状骨側から見た月状骨
d：近位側から見た舟状月状骨間

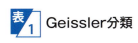 **Geissler分類**

Ⅰ	橈骨手根関節から靱帯に出血や弛みは確認できるが，手根中央関節から関節不適合のない状態
Ⅱ	Ⅰの状態で関節不適合やstep-offを認めるが，プローブの入らない程度のgapが存在
Ⅲ	関節不適合やstep-offを橈骨手根関節・手根中央関節から認め，プローブが通るgapが存在
Ⅳ	関節不適合性が明らかで不安定性を触知でき，径2.7mmの関節鏡が通るgapが存在

手術手技

手根不安定症はspectrumな損傷であり，明確な区別は困難である。およそ病態の慢性度および損傷状況により現在手術法が選択されていることが多い[3]。なお，筆者らは近年，Geissler Ⅲ度は可能な限り鏡視下手術，Ⅳ度に対してcapsulodesisや靱帯再建をおおむね選択している。

1 手術体位

通常仰臥位で実施する。手外科用の手術台を用い，肩外転90°として患者の側方に術者/助手が位置する形で手術を行う。次に述べるように，手関節鏡が実施でき，かつ術中透視が施行できるように術野をセッティングする。

2 手関節鏡

前述したように，基本的には手関節鏡で関節の不安定性を最終的に確認する必要があり，手関節鏡をまず行う。手関節鏡を安全に実施するには牽引をかけて行う必要があり，基本的には専用の牽引台を用いて行うが，適宜点滴台などで代用することは可能である。4～5kgの牽引をかけて関節鏡視を行い，RCJ/MCJ/DRUJの各関節腔内を鏡視し，関連する障害の有無について確認していく。

3 皮切・展開

手関節鏡のポータルについては図4に示すようなものが知られており，基本的には3-4ポータル，6Rポータル（4-5ポータル），MCR（midcarpal radial）ポータル，MCU（midcarpal ulnar）ポータル，DRUJ distalポータルを用いて行う。

図4 手関節鏡ポータル

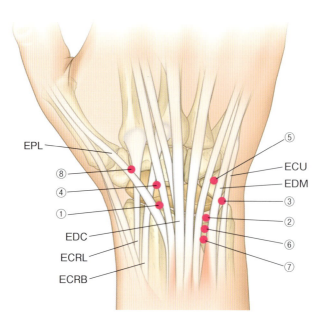

①3-4ポータル，②4-5ポータル，③6Rポータル，④MCRポータル，⑤MCUポータル，⑥DRUJ distalポータル，⑦DRUJ proximalポータル，⑧STTポータル，ECRL：長橈側手根伸筋腱，ECRB：短橈側手根伸筋腱，EPL：長母指伸筋腱，EDC：総指伸筋腱，EDM：固有小指伸筋腱，ECU：尺側手根伸筋腱

図5 舟状月状骨間靱帯の損傷が明らかであれば，通常この展開（赤点線）ですぐに背側の靱帯損傷部が確認できる

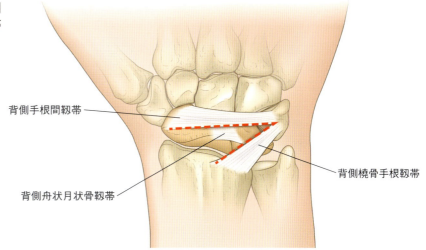

直視下手術の際は手関節背側・SL直上に長軸方向に皮切を作製して展開する．第3・第4伸筋区画の間から進入し関節包を切開してSL間を露出させる．関節包の展開には各種の報告があるが，筆者らは背側のextrinsic ligamentを温存するような形としている(図5)．皮膚を切開し，伸筋支帯を露出，切開し，伸筋腱を避けると関節包および関節包靱帯が確認できる．背側橈骨手根骨靱帯(dorsal radiocarpal ligament；DRC)と背側手根間靱帯(dorsal intercarpal ligament；DIC)を確認し，その辺縁を三角形に関節包を切開することで手関節背側を展開する．

4 手根アライメント整復

関節内の瘢痕組織・滑膜組織を除去(鏡視下手術においてはシェーバー類を使用)し，SL間を整復する．月状骨・舟状骨に約1.5mm径ぐらいのワイヤーを刺入し，ジョイスティックのように操作してSL間を整復し仮固定を行う(図6)．この際に関節の適合性に注意する．そのうえで舟状骨－月状骨間(必要であれば舟状骨－有頭骨間)を約1.2mmのワイヤー1～2本で固定する(図7)．なお，より正確に行うには手関節鏡視下に直接，舟状骨と月状骨の関節面アライメントを確認する．

図6 ジョイステックによる整復
矢頭：黄色は舟状骨，青色は月状骨に刺入したワイヤーを示す．

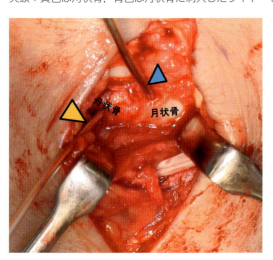
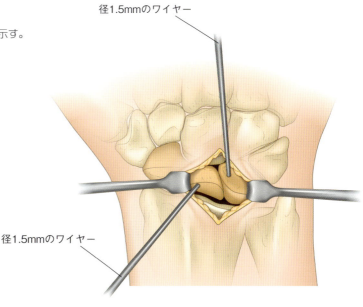

| 図7 | SL間の仮固定 |

術中画像では整復した月状骨と橈骨間を仮固定している。
a：術後単純X線像
b：仮固定後に靱帯を修復する。21G針先に断裂した靱帯。

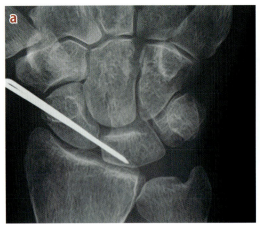
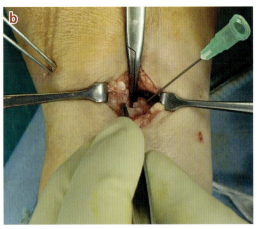

5 靱帯縫合

　Geissler分類でⅢ度の損傷（さまざまな意見があるがⅠ〜Ⅱ度であれば積極的な治療対象とは考えていないとするものが多い）であれば関節鏡視下の手術を選択している。Geissler分類でⅣ度であれば直視下に縫合ないしは再建を行っている。本項では鏡視下の方法と直視下の再建（DICによるcapsulodesis）について紹介する。

関節鏡視下手術[4]

【動画】症例1

【動画】症例2

　手関節鏡視下に不安定症を評価し，手根骨のアライメントが保持されているか，アライメント不良がみられた場合は矯正可能な症例でSLILの遺残が残っているものを対象とする。手根中央関節より鏡視を行い，良好なアライメントを担保のうえ径1.2mmワイヤーを2〜3本用いてSL間（必要に応じてSC間）を仮固定する。ポータルはループ刺入時はMCR，MCUいずれでもよいが，後述するループを引き出す際はMCUから鏡視する。21Gの針に3-0モノフィラメント糸を図8のように通してループ状にし，SLILの舟状骨側と月状骨側に3-4ポータルから関節包を通す形で近位側から遠位側に斜めに刺入する（図9）。関節包の開放部から直接入らないように注意する。ループとなっている針を2つまとめて同じポータルから関節外に引き出す（引き込む際に軟部を巻き込まないため）。ループに縫合糸をかけて2つの縫合糸は結び目を作る。この後，縫合糸の両近位端に遠位から近位へループとなった糸を引いて関節内に結び目がく

| 図8 | 縫合糸誘導用のループ |

21G針とナイロン糸で作製する。

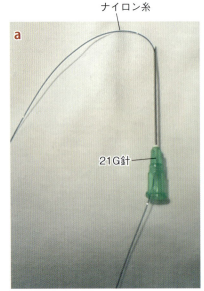
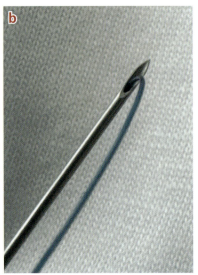

るように3-4ポータルへ引き出す。近位側は関節包背側で縫合する。この結び目は手関節の外側，関節包背側に位置する。これにより，舟状靱帯と靱帯の上にある背側関節包との間の関節包修復が達成される（図10）。最近は人工靱帯を用い結び目を関節内には設けない方法も行っている。

図9 関節内へのループの挿入

関節包を貫きつつSLIL遺残に21G針を通すようにしてループを設置する。

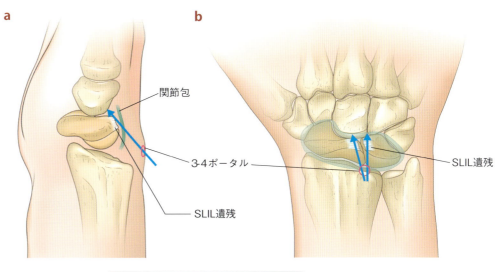
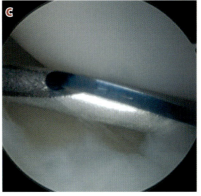

図10 靱帯修復

2つのループを同時につかんで同じポータルから関節外に引き出し，結び目を作製した縫合糸の端をループに通して3-4ポータルへ引き出し関節包上で縫合する（伸筋腱の巻き込みがないか確認する）。

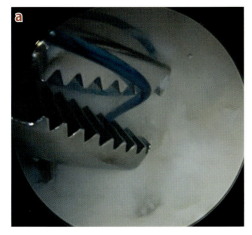
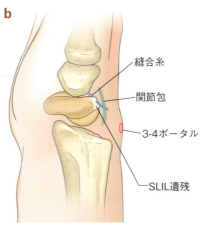
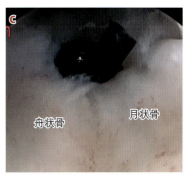

DIC capsulodesis[5]

舟状月状骨間を確認し，アライメントを矯正したうえで行う．DICの近位側1/3〜1/2を線維方向に平行に切離し，遠位側(舟状骨側)より切離する．これを月状骨背側から舟状骨に向けるようにして骨にはマイクロアンカー(筆者らは1.0mm JuggerKnot®を使用)を用いて固定する．DICが低形成の場合には長掌筋腱での再建(スクリューなどで固定)や人工靱帯を補強に使用する(図11)．

図11 人工靱帯での補強

a：中央・ナイロン糸は関節包にかけた目印．
b：緑色部分が人工靱帯である．

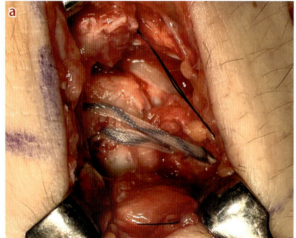
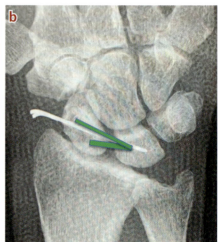
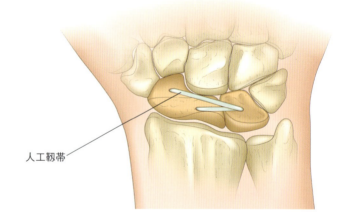

人工靱帯

6 アライメント確認

術中透視にて手根アライメントが良好であることを確認する．

7 閉創

関節鏡視下手術を行った場合は表皮縫合を通常行わず，外科用テープなどで処置するのみとしている．直視下手術を行った場合，関節包を修復し表皮縫合を行い，術後は外固定を行う．

外固定・後療法

手関節は1カ月間ギプスで外固定し，その後はスプリントを装着し，ハンドセラピストの指導の下で手関節の可動域訓練を開始する。関節を仮固定したワイヤーは2カ月後に抜去する。抜去したあとに徐々に手関節への負荷をかけるようにしている。

文献的にさまざまな方法を比較した論文では，各方法に明らかな優劣はないと報告されており，侵襲の大きさ・手術者の習熟度を考慮して判断するとよいと考えられる[6]。

文献

1) 建部将広. 手関節靱帯の解剖と機能. 日手会誌 2023；40：167-73.
2) Wolfe SW, Pederson WC, Kozin SH, et al. Greens operative Hand Surgery. 8th. Philadelphia, Pennsylvania：Elsevier Churchill；2021.
3) Crawford K, Owusu-Sarpong N, Day C, et al. Scapholunate ligament reconstruction: a critical analysis review. JBJS Rev 2016；4：e41-8.
4) Wahegaonkar AL, Mathoulin CL. Arthroscopic dorsal capsulo-ligamentous repair in the treatment of chronic scapho-lunate ligament tears. J Wrist Surg 2013；2：141-8.
5) Moran SL, Cooney WP, Berger RA, et al. Capsulodesis for the treatment of chronic scapholunate instability. J Hand Surg Am 2005；30：16-23.
6) Imada AO, Eldredge J, Wells L, et al. Review of surgical treatment for chronic scapholunate ligament reconstruction: a long-term study. Eur J Orthop Surg Traumatol 2023；33：787-93.

Ⅱ

肩・肘

II 肩・肘

上腕骨小頭離断性骨軟骨炎に対する骨軟骨柱移植術（mosaicplasty）

北海道大学病院スポーツ医学診療センター **門間太輔**
北海道大学大学院医学研究院機能再生医学分野整形外科学 **岩崎倫政**

手技の Point

▶ 手術体位は仰臥位とし，上腕骨小頭の病変部を直視できるよう，肘の下に台を準備する。

▶ 膝からの骨軟骨柱採取のため，対側殿部に枕を入れて膝関節外側を直視できるようにする。

▶ 上腕骨小頭の病変部は鋭匙やリングキュレットを用いて十分に瘢痕組織を除去する。

▶ 膝関節への侵襲を最小限とするため，小径（3.5〜6.0mm）の骨軟骨柱を採取する。

▶ 上腕骨小頭病変部の解剖学的修復を考え，骨軟骨柱を挿入する。

introduction

術前情報

対象疾患は上腕骨小頭離断性骨軟骨炎(osteochondritis dissecans：肘OCD)である。硝子軟骨で覆われる関節軟骨は，自己再生能に乏しいため，一度損傷を受けると硝子軟骨での修復は難しい。そのため，肘OCDに対して硝子軟骨による関節面の再建法として骨軟骨柱移植術が行われ，良好な成績が報告されている[1]。

当科における治療体系を**図1**に示す。透亮型，もしくは分離型で上腕骨外側上顆に圧痛や可動域制限がなく，MRIにおいて不安定性を示唆する所見がない場合は安定病変と判断し，保存療法を選択する。近年では投球を継続する積極的保存療法[2]や，ギプスによる安静[3]などの保存療法の成績が報告されている。

これらの保存療法においても治癒に至らない症例で，MRIで不安定性が示唆される病変や可動域制限および投球時の疼痛や遊離体などが生じた症例では手術療法を選択している。当科では上腕骨小頭の骨端線が残存している症例では病変のサイズにかかわらず，骨端線

手術Step

1. 手術体位(p.71)
2. 皮切・展開(p.72)
3. 上腕骨小頭病変部の郭清(p.73)
4. 骨軟骨柱移植のプランニング(p.73)
5. 膝関節からのドナー採取(p.74)
6. 肘関節への骨軟骨柱移植(p.74)
7. 洗浄・閉創(p.75)

への侵襲を避けるため骨髄刺激法を選択している。また，骨端線が閉鎖しており，CTで病変のサイズが10mm以下と小さい病変に対しても骨髄刺激法を選択している。

本項で詳述するmosaicplastyは，骨端線が閉鎖しており病変のサイズが10mmを超えた場合に選択している。患者および家族の同意が得られた症例に非投球側の膝より，大腿骨遠位外側の膝蓋関節面より骨軟骨柱を採取し，肘関節の生物学的再建を目指す術式である[1]。膝への侵襲を極力少なくするため小径(3.5～6.0mm)の骨軟骨柱を複数移植するといった工夫を行っている。病変の部位を把握するため術前に必ず肘の3D-CT撮影を行い，対側膝関節単純X線正面像で膝関節の骨端線の位置を確認する(図2)。

図1 肘OCDに対する当科の治療アルゴリズム

透亮型・分離型のうち安定な病変では保存療法を選択する。しかし，遊離型や分離型のうち不安定な病変では手術療法を選択している。外側上顆の骨端線が残存している場合は骨髄刺激法を選択し，骨端線が閉鎖している場合，病変のサイズが10mm未満の場合は骨髄刺激法を，10mm以上の場合はmosaicplastyを選択する。今後は再生医療の応用も期待されている。

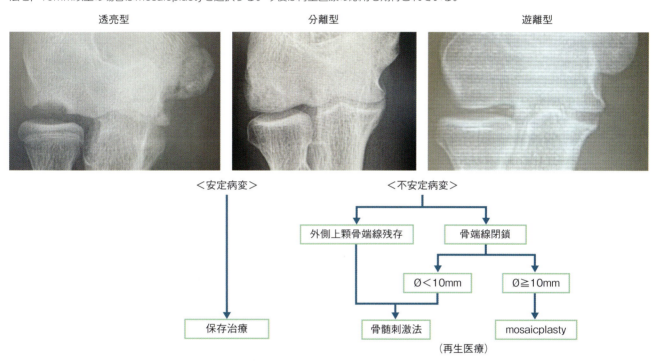

図2 症例および術前計画

a：左肘45°屈曲位正面像で分離型のOCDを認める。伸展-5°と可動域制限を認め投球時の左肘痛を訴えていた。
b：MRIのT2強調像で軟骨下骨にhighの領域を認め関節軟骨の不正像も認める。不安定性病変と判断しmosaicplastyを選択した。

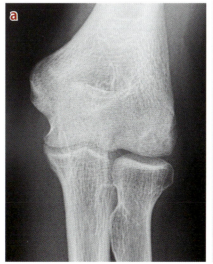
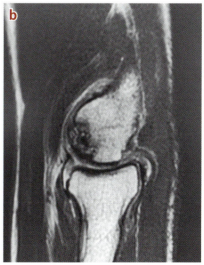

図2 症例および術前計画（つづき）

c：3D-CTで病巣の範囲を確認する。小頭中央に限局する12×14mm程度の病変であった。

d：膝からの骨軟骨柱移植のため膝蓋骨高位と骨端線の有無および位置を術前に確認する。

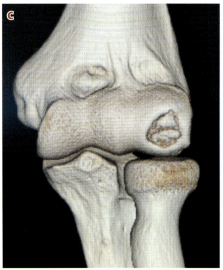
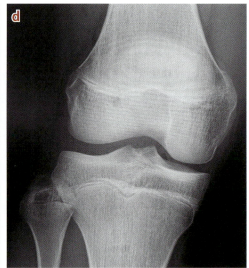

手術に必要な解剖

上腕骨軸に対して上腕骨小頭は前方へ30〜45°程度傾斜している（図3）。また，野球選手では小頭前方〜遠位に病変が存在するが，体操選手では小頭遠位が病変部の首座であり，再建すべき関節面が直視できるよう，術前の準備が重要となる[4,5]。

図3 肘関節の解剖

上腕骨小頭は，上腕骨軸に対し30〜45°程度前方に傾斜している。

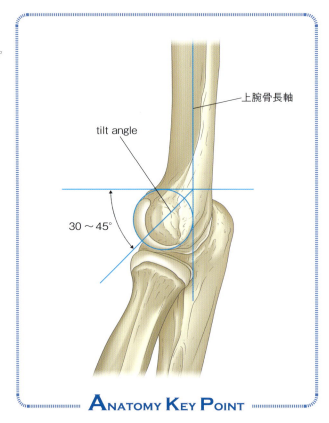

ANATOMY KEY POINT

上腕骨小頭離断性骨軟骨炎に対する骨軟骨柱移植術(mosaicplasty)

手術手技

1 手術体位

仰臥位とし，患側上腕および対側大腿に駆血帯を巻く。患側肘下にクッションを固定し，上腕骨が30°程度挙上することで，病変部が直上から観察できるよう準備する(**図4a**)。また，対側殿部にもクッションを挿入し，対側下肢が軽度内旋し，膝関節外側が直視できるよう準備する(**図4b**)。

図4 手術体位
a：上肢は手術用手台にクッションを固定し，肩関節を軽度屈曲させることで病変部が直視できるように準備する。
b：対側殿部にクッションを挿入し，膝関節外側が直視できるように準備する。

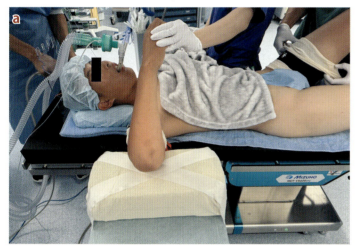
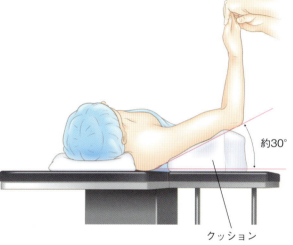
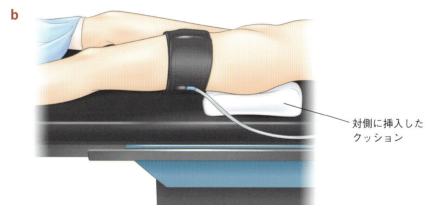

2 皮切・展開

【動画】
症例：左投げ投手

肘関節後方で肘頭の外側に4〜5cm程度の縦切開を加える。肘筋筋膜を線維方向にsplitし肘筋も線維方向に避けて関節包を確認する。同様に関節包も縦切開し，遠位は橈骨頭周囲の滑膜を十分に切除し，近位も上腕骨小頭後方から外側に向けて関節包を剥離し，上腕骨小頭の視野を十分に得る（図5）。

Point　コツ&注意点
- 滑膜を十分に切除し，また関節包も可及的に剥離することで上腕骨小頭の病変部の視野が確保される。

図5 皮切・展開
橈骨頭（左上）周囲の滑膜を十分に切除し，小頭（右下）後方の関節包を可及的に剥離することで病変部の視野を十分に確保する。

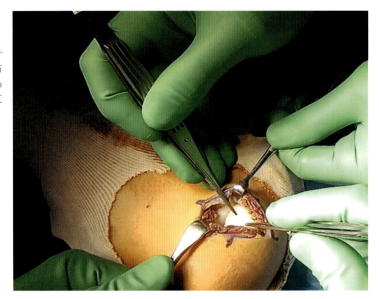
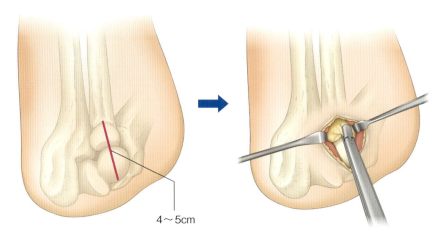

4〜5cm

3 上腕骨小頭病変部の郭清

術前計画に基づいて病変部を同定し，病変部の軟骨が周囲の正常軟骨と連続している場合はメスで鋭的に切離し，病変部が瘢痕に覆われている場合は鋭匙やリングキュレットで十分に郭清する(図6)。

図6 上腕骨小頭病変部の郭清

メス，鋭匙，リングキュレットを用いて瘢痕組織を十分に郭清する。

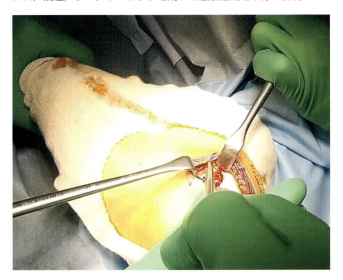
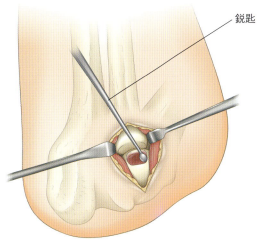

4 骨軟骨柱移植のプランニング

病変部の母床を郭清した後に，欠損部位の位置およびサイズを計測する。病変部への骨軟骨柱移植では欠損部の内側を充填し，橈骨頭を支えるようプランニングする(図7)。

図7 骨軟骨柱移植のプランニング

欠損部を充填するよう3.5mm(右)と4.0mm(左)のデバイスを用いてプランニングを行う。

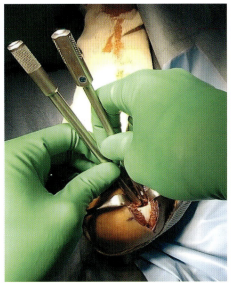
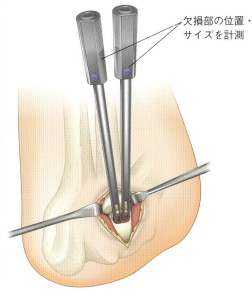

5 膝関節からのドナー採取（動画5:05〜）

【動画】
5:05〜

　術前X線像において膝蓋骨の高位と，大腿骨遠位の骨端線の有無を確認し，膝関節外側に4〜5cmの縦切開を加える（**図8a**）。外側の関節包を切開し関節内に至る。専用の骨軟骨柱移植用器械（Acufex® MosaicPlasty™ system, Smith & Nephew社）を用い，大腿骨遠位外側の膝蓋関節面より骨軟骨柱を採取する（**図8b**）。

 図8 膝関節からのドナー採取

a：膝関節外側に4〜5cmの皮切を加える（左投げ投手のため，右膝外側から骨軟骨柱を採取している）。
b：専用の器械を用いて大腿骨遠位外側より骨軟骨柱を採取する。

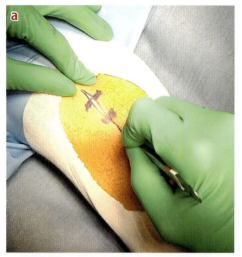
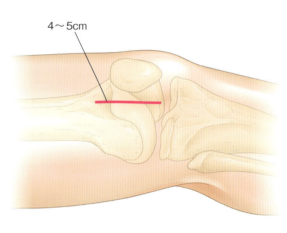
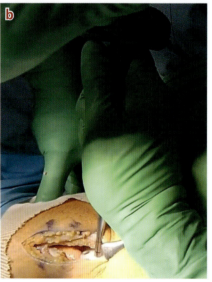
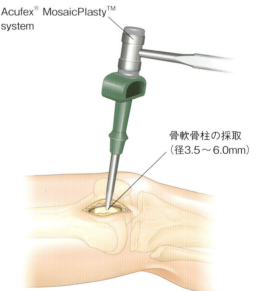

6 肘関節への骨軟骨柱移植（動画8:55〜）

【動画】
8:55〜

　ドリルガイドを用いて上腕骨小頭関節面に垂直にドリルし移植母床を作製する。採取した骨軟骨柱の長さに応じて2mm程度深くドリルし，ダイレーターで母床を形成したのちに骨軟骨柱を移植する。ドナー同士が干渉しないように注意し骨軟骨柱をプランニングに応じて移植する（**図9**）。

Point コツ&注意点
●移植した骨軟骨柱が関節面よりも陥凹せず，かつ周囲からも突出しないように，骨軟骨柱を慎重に打ち込んでいく。

74

図9 骨軟骨柱移植後

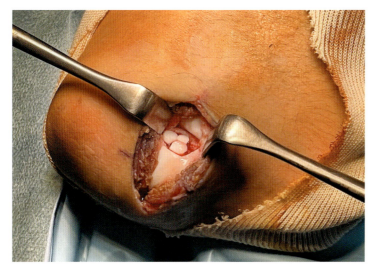
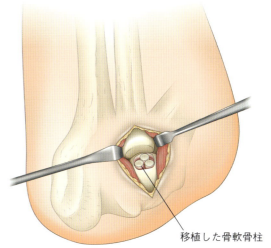

移植した骨軟骨柱

7 洗浄・閉創

膝関節および肘関節ともに十分に洗浄し，両関節ともにドレーンを留置し，関節包，筋膜，皮下組織および皮膚を縫合し手術を終了する。

後療法

肘関節は肘上〜手関節まで固定し，膝関節はニーブレースで固定する。後療法を**表1**に示す。

表1 後療法

術後	肘	膝
術後〜	シーネ固定	ニーブレース固定
1週〜	シーネ固定継続	ニーブレース固定で1/2荷重訓練開始
2週〜	シーネ除去 ROM訓練開始	ニーブレース除去 全荷重・ROM訓練開始
4週〜	ROM訓練継続	ジョギング許可
8週〜	可動域獲得後に投球開始	ダッシュ許可
16週〜	競技レベル復帰	

＊可動域（range of motion；ROM）

文献

1) Iwasaki N, Kato H, Ishikawa J, et al. Autologous osteochondral mosaicplasty for osteochondritis dissecans of the elbow in teenage athletes. J Bone Joint Surg Am 2009；91：2359-66.
2) 木田圭重，富田一誠，岩目敏幸，ほか. 野球選手の小頭離断性骨軟骨炎治療に関する全国調査. 日整外スポーツ医会誌 2022；42：36-9.
3) Takahara M, Uno T, Maruyama M, et al. Conservative treatment for stable osteochondritis dissecans of the elbow before epiphyseal closure：effectiveness of elbow immobilization for healing. J Shoulder Elbow Surg 2022；31：1231-41.
4) 伊藤華奈子，門間太輔，岩本 航，ほか. 競技の違いが肘関節の応力に及ぼす影響：CTOAM法を用いた肘関節の解析. 日肘関節会誌 2022；29：166-9.
5) Momma D, Iwasaki N, Oizumi N, et al. Long-term stress distribution patterns across the elbow joint in baseball plyers assessed by computed tomography osteoabsorptiometry. Am J Sports Med 2011；39：336-41.

II 肩・肘

テニス肘（上腕骨外側上顆炎）に対する直視下手術

福岡山王病院整形外科，福岡国際医療福祉大学，福岡大学整形外科　**副島　修**

手技のPoint

▶ 肘外側の局所解剖の理解が最も重要であるので，術前に十分にイメージを深めておく。

▶ 最小侵襲手術として小皮切で行っているが，慣れるまでは大きく展開してもよい。

▶ 短橈側手根伸筋（extensor carpi radialis brevis；ECRB）腱起始部病巣/関節包の切除に加えて，前腕回内外時の橈骨頭の緊張が低下するまで輪状靱帯近位1/3〜1/2を同時に切除することが本手術のポイントとなる。

introduction

本項では難治性上腕骨外側上顆炎に対する小皮切直視下手術の考え方と実際について説明する。

概要

上腕骨外側上顆炎は日常診療で多く遭遇する疾患の一つであり，その発症率は毎年世界の成人人口の約1〜3％程度で，35〜55歳に好発し男女ほぼ同等に生じると報告されている。病態については，短橈側手根伸筋（ECRB）起始部の腱付着部症（enthesopathy）とする説が最も広く受け入れられているが，輪状靱帯や滑膜ひだの肥厚，軟骨変性，肘不安定性などの関与も指摘されており，いまだ十分な解明には至っていない。

手術方法については，変性したECRB腱起始部の処置を行う手技の報告が多く成績は良好とされる。さまざまな手術手技が古くより紹介されているものの，現在でも直視下・経皮的・鏡視下手術などいずれの手術法が優れているのか一定の見解はない。

筆者は難治例に対する手術療法をまずは鏡視下法より開始して，その後は小侵襲の直視下法に変更し現在に至っている[1〜3]。多くの手術例の検討より，難治性上腕骨外側上顆炎の病態は，ECRB腱起始部/関節包/輪状靱帯の複合体であるlateral elbow complexでの微小断裂から血管新生，組織修復，線維瘢痕化を生じるサ

イクルが際限なく繰り返すことで，同部位での肥厚と弾性低下を徐々に生じて最終的に橈骨頭の円滑な動作が障害される肘外側インピンジメント（lateral elbow impingement syndrome；LEIS）であることを提唱し，その手術のコンセプトはECRB腱起始部の変性部切除に加えて肥厚し硬化した外側関節包や輪状靱帯を含めたlateral elbow complexの確実な切除がポイントであることを報告した（peri radial-head decompression；PRD）[3]。よって，いずれの手術においても，ECRB腱起始の切除に加えて回内・外時のECRB-EDC共同腱起

手術Step

1. 皮切およびアプローチ (p.78)
2. ECRB腱起始部の同定と病巣切除 (p.79)
3. 滑膜ひだの確認と掻爬 (p.80)
4. 創閉鎖 (p.80)

始部を含めた外側関節包の緊張が低下するまで，輪状靱帯の部分切除を確実に行うことが本手術の最重要ポイントであると考えている。

手術適応

治療の基本は保存療法であり約90％が1年程度で自然軽快するが，一般的には半年から1年以上の保存療法に抵抗する症例が手術適応となる。最新版の『上腕骨外側上顆炎ガイドライン(改訂第3版)』での手術適応には，「現実的にはMRIなどの画像や診察技術を駆使しながら，既定期間を過ぎた自覚的疼痛評価が高い症例を社会的意義により手術適応と判断せざるをえないのが現状である」と追記された[4]。

手術に必要な局所解剖

上腕骨外側上顆炎の手術では，特に長橈側手根伸筋(extensor carpi radialis longus；ECRL)・ECRB・総指伸筋(extensor digitorum communis；EDC)の解剖学的位置を熟知することが重要である。前腕近位1/3ではECRLはECRBの直上に位置し，ECRBを覆うように走行している。ECRB腱とEDC腱は，ともに外側上顆の前方縁より起こり共同腱ともよばれる。Smithらは新鮮屍体7例を用いた検討より，鏡視下での観察ではECRB-EDC共同腱の起始部は容易に確認できるものの，各々の腱起始部の同定はできないと報告した[5]。また，ECRL・ECRB・EDCの各々の腱の幅を計測し，それぞれの平均は36.2mm，11mm，16mmであったとしている。Cohenらは，正常な新鮮屍体20例の解剖を行い，ECRBとEDCは腕橈関節レベルでは区別が可能としているが[6]，実際の手術時の経験からは区別しづらいことも少なくない。筆者らの屍体標本での検討では，腕橈関節レベルでのECRB腱の平均計測値は，幅10.7mm，厚さ7.2mm，橈骨頭からECRB腱前縁までの長さが3.1mmであり，ECRB腱と橈骨長軸のなす角度は5.8°であった (図1)。さらに，橈骨頭の最外側よりも後方には外側側副靱帯が位置しており，同部位周辺の処置を行う本手術においてはsafe areaでの操作に十分注意する必要がある[5] (図2)。

図1 腕橈関節レベルでのECRB腱の形態

①：ECRB腱の全幅，②：橈骨頭上縁よりECRB腱前縁までの距離，θ：ECRB腱と橈骨頭のなす角度。

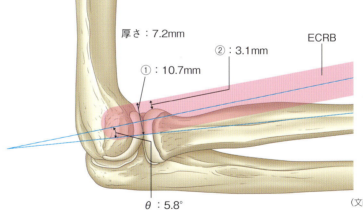

(文献7を参考に作成)

図2 腕橈関節外側でのsafe area

橈骨頭の最外側よりも後方には外側側副靱帯が位置しており，同部位周辺の処置を行う際にはsafe areaでの操作に十分注意する必要がある。

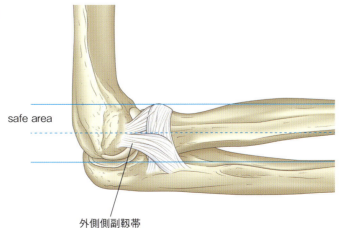

(文献5を参考に作成)

手術手技[2,3]

1 皮切およびアプローチ

　全身麻酔あるいは伝達麻酔下に仰臥位で空気駆血帯を使用する。橈骨頭上縁をメルクマークとして，上腕骨外側上顆の約1横指上方から橈骨頭上縁を通る2〜3cmの斜切開を加え，外側前腕皮神経に注意しながら前腕筋膜を展開する(図3)。ECRLとEDCの筋間は注意深く観察すると確認できることもあるが，不明瞭な際は橈骨頭上縁のレベルで筋肉を線維方向へ縦割して深層を展開してもよい(図4)。

> **Point コツ&注意点**
> ● **皮切の長さ**：最小侵襲手術として2〜3cmの小皮切にて行っているが，ECRLとEDCの筋間ならびにECRB腱起始部の同定は意外と難しいので，慣れるまでは小皮切にこだわらずに大きく展開したほうがよい。

図3 皮切（右肘外側）

上腕骨外側上顆の約1横指上方から橈骨頭上縁を通る2〜3cmの斜切開を加える。

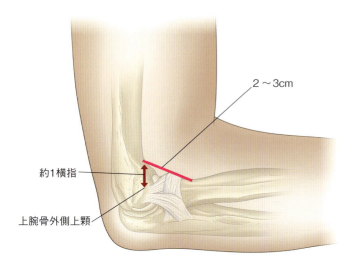

図4 浅層筋群の展開

ECRLとEDCの筋間を展開していくが，不明瞭な際は橈骨頭上縁のレベル（破線）で筋肉を線維方向へ縦割して深層を展開してもよい。

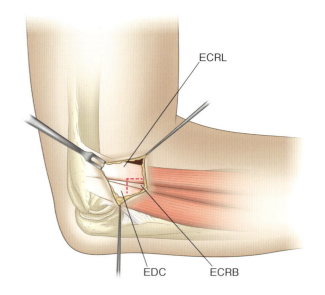

2 ECRB腱起始部の同定と病巣切除

常に橈骨頭上縁を触知しながら展開していくと，関節包と一体となったECRB腱起始部が同定される．ときとして変性断裂した腱起始部が認められることもあるが，関節包と一体化して腱成分が明らかでないことも少なくない．橈骨頭上縁レベルを中心として，ECRB腱起始部を関節包ごと約1cm四方切除する（**図5**）．さらに関節切開されたスペースから，輪状靱帯近位1/3〜1/2の1/4周程度を確認できる範囲で同時に切除することが重要で，この操作で前腕回内外時のECRB-EDC共同腱起始部を含めた外側関節包の緊張が明らかに低下することが確認できる（**図6**）．ここでも，橈骨頭外側中央より下方には外側側副靱帯が走行しているので，safe area[5]をイメージしながらECRB腱起始部の切除幅が大きくならないように十分に注意する．

【動画】
輪状靱帯近位
1/3〜1/2の切除

Point コツ&注意点
- 輪状靱帯の切除量に当初は迷うかもしれないが，術中頻回に前腕を回内・外させながら緊張がすっとなくなるポイントを見極めることが重要である．基本的に図6程度に橈骨頭が露出する視野が得られれば十分のはずである．

図5 ECRB腱起始部の切除

橈骨頭上縁レベルで関節包ごと約1cm四方を切除する．

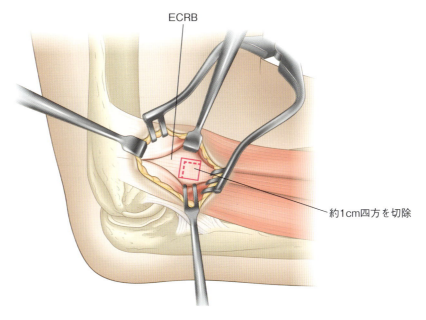

図6 輪状靱帯近位1/3〜1/2の切除

変性部の切除に加えて，前腕回内外時の外側関節包の緊張が低下するまで輪状靱帯の一部を切除する．

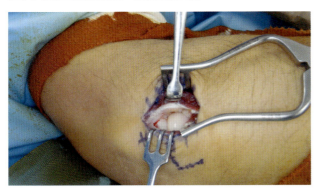

（文献2より転載）

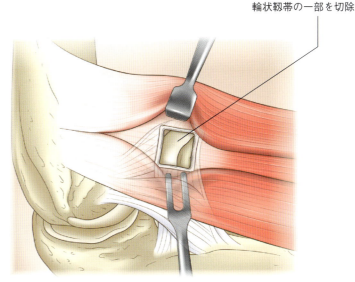

> **Point コツ&注意点**
> - **輪状靭帯部分切除**：ECRB腱起始部病巣の切除に加えて，外上方1/4周程度の輪状靭帯近位1/3〜1/2を同時に切除することが本手術のポイントとなる。ECRB-EDC共同腱起始部を含めた外側関節包の緊張が明らかに低下するまで切除を加える。
> - **外側支持機構の温存**：外側側副靭帯が橈骨頭外側中央より下方に走行しているため[5]，ECRB腱起始部を含めた関節包の切除幅が大きくならないように注意する。

3 滑膜ひだの確認と掻爬

前腕を回内・外させながら切除したスペースより関節内を観察し，関節内に挟まりこむ大きな滑膜ひだがある際には追加切除するが (**図7**)，そのような症例はごくまれである。また同時に，上腕骨小頭ならびに橈骨頭関節面の軟骨損傷の有無や，前腕回内外時の橈骨頭の外側突出の変化も注意深く観察する。小リウエルを用いてECRB腱起始部の掻爬を行うが，上腕骨側の骨掻爬・ドリリングは原則として行っていない。

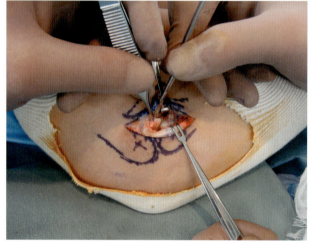

図7 関節内の観察
上腕骨小頭ならびに橈骨頭関節面の軟骨損傷の有無や，前腕回内外時の橈骨頭の外側突出の変化も注意深く観察する。また，関節内に挟まりこむ明らかな滑膜ひだがある際には追加切除する。

(文献2より転載)

4 創閉鎖

十分に洗浄した後にドレーンを関節内に留置し，切除した関節包はそのままとして切離した表層の筋間・筋膜を吸収糸で丁寧に修復する。その後に皮下縫合・皮膚縫合し圧迫固定を行い，前腕回内外中間位・肘90°屈曲位で上腕より手関節までシーネ固定し手術終了する。手術創が瘢痕となりやすいので，皮下・皮膚縫合は注意して行う。

> **Point コツ&注意点**
> - **血腫予防**：関節切開手術であるために，必ずドレーンを留置して術後の血腫形成を予防する。

術後リハビリテーション

術後2〜3日目にドレーンを除去して，術後の血腫形成予防の目的で1週程度のシーネ固定を継続する。その後は，徐々に可動域・筋力訓練を開始して，術後1カ月ごろより日常軽作業を許可し，激しい作業やスポーツへの本格的な復帰は術後2カ月過ぎを目安にリハビリテーションを継続する。

手術成績[3]

71肘（平均年齢48.0歳）での術後平均14.5カ月での検討では，握力は術前18.4kgより術後29.4kgに有意に増加し，JOA-JES scoreでも術前33.9から術後92.2と有意な改善を認めた。スポーツ関連20肘（ゴルフ6肘/テニス5肘/バレーボール4肘/野球2肘/バトミントン・薙刀・マウンテンバイク各1肘）での検討では，握力（健側比）/JOA-JES scoreは術前17.0kg（51.8%）/35.1から術後32.1kg（97.7%）/84.5へ改善し，スポーツに復帰している。さらに，14肘（平均年齢48.2歳）の術後24カ月間の経時的成績評価でも，VAS（visual analog scale）は術前36.1/50から術後2.0/50，握力も術前16.0kgから術後34.6kgといずれも有意に回復した。機能評価では，JOA-JES scoreが術前29.6から術後95.0，PREE-J scoreは術前61.0から術後2.0といずれも有意に改善していた。極端な上肢作業者の1例（1/106例＝0.9%）に対して術後34カ月で再手術を経験したが，そのほかは報告すべき重篤な合併症を現在までのところ認めていない。1例に再手術を経験したことより，症例によっては後療法の見直しや作業内容の検討などの注意が必要かもしれないが，重大な合併症の発生もなく引き続き標準的な手術法として広く推奨できると考えている。

文献

1）副島　修. 関節鏡の適応と基本手技：肘関節. 関節外科 2011；30：303-8.

2）副島　修. 上腕骨外側上顆炎（内側上顆炎）直視下法. 今谷潤也, 編. 肘関節手術のすべて. メジカルビュー社；2015. p 202-15.

3）副島　修. 上腕骨外側上顆炎に対する小皮切直視下手術：新しい病態概念に基づいた手術法. 整形・災害外科 2020；63：1795-802.

4）日本整形外科学会, 日本肘関節学会, 監. 日本整形外科学会診療ガイドライン委員会, 上腕骨外側上顆炎診療ガイドライン策定委員会, 編. 上腕骨外側上顆炎診療ガイドライン2024 改訂第3版. 南江堂；2024.

5）Smith AM, Castle JA, Ruch DS. Arthroscopic resection of the common extensor origin：Anatomic considerations. J Shoulder Elbow Surg 2003；12：375-9.

6）Cohen MS, Romeo AA, Hennigan SP, et al. Anatomical relationships of the extensor tendon origins and implications for arthroscopic treatment. J Shoulder Elbow Surg 2008；17：954-60.

7）中川広志, 副島　修, 小柳志津, ほか. 上腕骨外側上顆炎に対する鏡視下手術のための解剖学的検討. 日肘関節会誌 2008；15：75-7.

8）副島　修. 難治性テニス肘の直視下手術. 臨整外 2015；50：323-7.

II 肩・肘

テニス肘（上腕骨外側上顆炎）に対する鏡視下手術

春日井整形あさひ病院スポーツ医学・関節センター　**岩堀裕介**

手技の Point

▶ 手術体位は側臥位・仰臥位・腹臥位のいずれでも可能である。

▶ 短橈側手根伸筋（extensor carpi radialis brevis；ECRB）腱起始部の切除のみの場合は近位内側ポータル（SM）と前外側（AL）ポータルの2ポータルで可能である。

▶ ECRB腱起始部を中心とした変性した病巣部を確実に切除する。

▶ MRIで外側滑膜ひだが腕橈関節後方にも確認される場合は，2つのsoft spotポータルを追加して切除する。

▶ 病変が長橈側手根伸筋（extensor carpi radialis longus；ECRL）や指伸筋腱まで広範囲に及ぶ場合には，直視下Boyd変法（広範囲な病変切除とsuture anchorを用いた前腕伸筋群起始部の縫着）が必要となるため，その準備もしておく。

introduction

術前情報

病態，診断，手術適応と禁忌

上腕骨外側上顆炎は，ECRB腱付着部症を主体とする肘外側部の疼痛を生じる疾患であるが[1]，『上腕骨外側上顆炎ガイドライン』[2]でも述べられているように，近年その病態については，関節内の腕橈関節の滑膜炎・滑膜ひだ障害・輪状靱帯の肥厚・腕橈関節変形性関節症の合併のほか，ECRLや指伸筋まで病変が及んだり，さらには後方に拡大し外側側副靱帯（lateral collateral ligament；LCL）機能不全にまで進展することがあり，肘外側部症候群[3-5]と捉えられるようになっている。当初はECRB腱の過緊張と回内時の橈骨頭の突き上げによる外側インピンジメントが主体であるが[6]，病変が拡大するとLCL機能不全を惹起し不安定性まで生じる[7, 8]スペクトラムをもった病態である（**図1**）。

上腕骨外側上顆炎の診断は，外側上顆部の圧痛，疼痛誘発テストであるThomsenテスト・中指伸展テスト・チェアテストが陽性，握力測定時の肘外側部痛と握力

の低下，MRI T2強調像・STIR像でのECRB腱起始部の高信号や剥離[9]（**図2**），エコー検査での同部の低エコーや血管増生を総合的に評価して行われる。外側滑膜ひだ障害の合併については，肘関節屈伸時のクリック，腕橈関節の圧痛，伸展または屈曲終末可動域での疼痛，MRI T2強調像・STIR像での滑膜ひだと腕橈関節への

手術Step

1	体位 (p.87)
2	ポータル作製 (p.88)
3	病変部の観察 (p.89)
4	前外側滑膜ひだ切除 (p.91)
5	ECRB腱起始部を中心とした病巣部切除 (p.92)
6	後方の滑膜ひだ切除 (p.94)

介在, mirror lesionである小頭の骨髄浮腫の存在(図2, 3)で確認する. LCL機能不全については伸展位内反ストレス時の疼痛や不安定性や後外側回旋不安定性(posterolateral rotatory instability；PLRI)テスト, 単純X線像やMRIでの腕橈関節裂隙の開大(図2)や橈骨頭後方亜脱臼(図3)を確認する. 橈骨神経障害(回外筋症候群)については回外筋部の疼痛・Tinel様徴候, 橈骨神経脱落症状を確認する. そのほか画像所見では, 単純X線像における外側上顆部の石灰化や剥離骨片, 腕橈関節の関節症性変化, MRIにおける関節水腫やガン

上腕骨外側上顆炎の病態

a：正常.
b：ECRBの緊張の増大により, ECRB腱の微小・部分断裂, ECRB腱と上腕骨小頭とのインピンジメント(矢頭), 滑膜ひだの腕橈関節への介在による軟骨損傷を惹起される.
c：ECRB腱が完全断裂し(赤矢印), 滑膜ひだの腕橈関節への介在が増大し, LCLまで病変が拡大して(黒矢印)LCL機能不全を生じる.

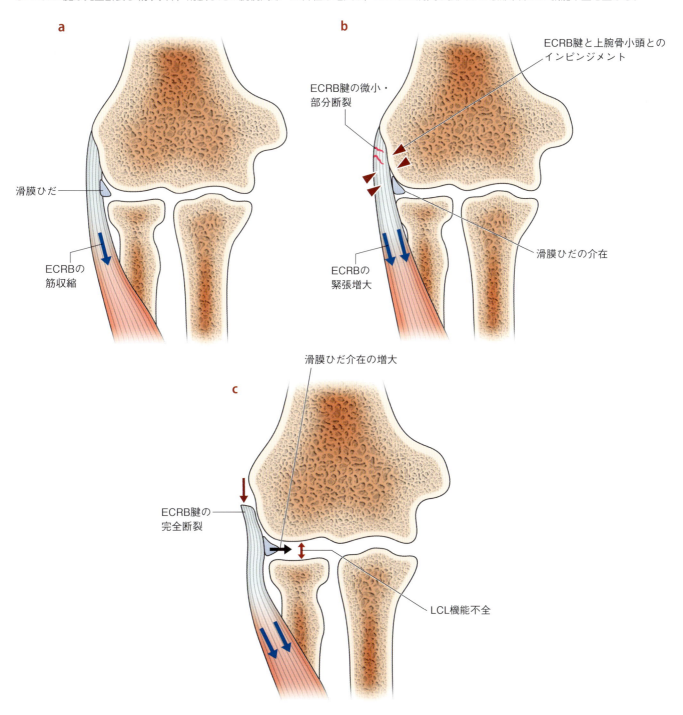

グリオン(図2, 3)に注意する。多数回のステロイド注射例では、外側上顆部付近の皮膚の菲薄化や色調変化を認める。

治療法に関しては、保存療法として、サポーター、前腕伸筋群ストレッチングと遠心性収縮訓練などの理学療法、体外衝撃波療法(extracorporeal shock wave therapy；ESWT)[10,11]、多血小板血漿(platelet rich plasma；PRP)療法[12-14]・自己蛋白質溶液(autologous protein solution；APS)・血小板由来因子濃縮凍結乾燥物質(platelet-derived factor concentrate freeze dry；PFC-FD)・凍結乾燥血漿由来因子(plasma derived factor freeze dry；PDF-FD)などの再生医療などがある。ステロイド注射は、かつて即効性や有効性の高さから広く行われていたが、再発しやすいこと、頻回に実施

図2　上腕骨外側上顆炎のMRI（STIR 冠状断像）：上原の分類

a：Type 1。ECRB腱起始部の高信号(矢印)。腕橈関節の開大はない(矢頭)。
b：Type 2。ECRB腱起始部の剝離(関節液と同等の高信号、矢印)。腕橈関節の開大や滑膜ひだの介在も認める(矢頭)。
c：Type 3。ECRB腱起始部の完全断裂(矢印)。腕橈関節の明らかな開大を認める(矢頭)。

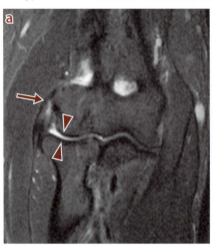 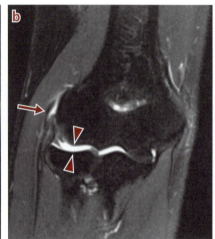 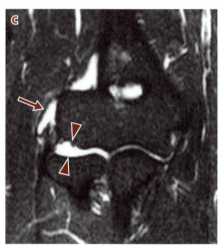

図3　上腕骨外側上顆炎例のMRI（STIR 側面像）

a：厚みのある腕橈関節後方滑膜ひだ(矢印)。
b：腕橈関節後方滑膜ひだ(矢印)とmirror lesionと思われる小頭後方の骨髄浮腫(矢頭)。
c：橈骨頭前方のガングリオン(矢頭)、橈骨頭後方偏位(矢印)。

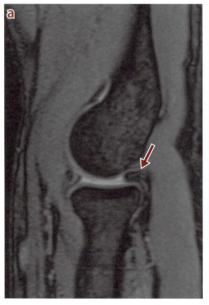 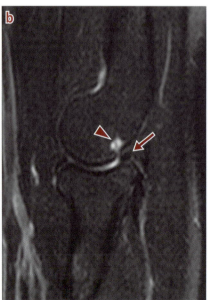 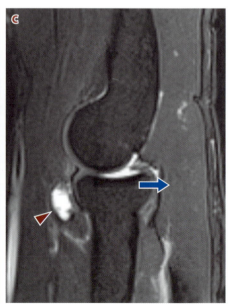

した場合の組織変性などの問題点から反省期に入っている[13]。前述の保存療法に抵抗した場合に手術療法が適応されるが，ESWTと再生医療の普及により，手術適応症例はかなり減少している[11]。

禁忌は感染や重度の皮膚障害のみである。

術式選択

術式選択は，関節内局麻薬注射で確実な除痛効果が得られ，術前MRIで病変がECRB腱に限局している場合には鏡視下ECRB腱起始部デブリドマン，術前に滑膜ひだ障害の身体・画像所見を認め鏡視下に腕橈関節に介在する滑膜ひだとそれに伴う軟骨損傷を認めた場合には滑膜ひだ切除を実施する[15-18]。伸筋群起始部が広範に剥離を生じ腕橈関節の開大を認める場合には直視下にBoyd変法やLCL再建を適応する[4, 19-23]。橈骨神経障害合併例では橈骨神経除圧・剥離術を追加する。

術前計画

術前に身体所見と画像所見により，病態がECRB腱を中心とする前腕伸筋群起始部の損傷がECRB腱にとどまるのかECRLや指伸筋まで拡大しているのか，外側滑膜ひだ障害，変形性関節症，LCL不全，橈骨神経障害（回外筋症候群）の合併があるかどうかを確認し，前述した鏡視下手術，直視下手術の選択や追加手術を検討する。

手術に必要な解剖

肘関節近傍には，重要な神経・血管が近接して走行するため，それらの損傷を回避しつつ，病変の観察や処置をしやすくするために，適切なポータル作製が手術の鍵となる。特に近位内側ポータル作製時には尺骨神経，前外側ポータル作製時には橈骨神経を損傷するリスクがあるため，その走行部位に留意する。

また，ECRB腱起始部の切除範囲を決定するために前腕伸筋群起始部とLCLの解剖について熟知しておく必要がある。ECRB腱起始部の後方にEDC腱起始部が隣接し，LCLはEDCの内側に存在し，橈骨頭の前後中央部から後方に位置する。病変がEDC腱に波及するとLCL機能不全にまで進展することがある。LCL損傷を回避するために，ECRB腱の切除範囲は橈骨頭前方1/2までにとどめる[17, 18, 24, 25]（**図4**）。またECRB腱の同部が鏡視下に関節内からどの範囲が観察できるかを知っておくことも重要である。Owensら[24]によると，前腕伸筋群は関節腔からECRB，ECRLの順に位置し，橈骨頭から外側上顆レベルではECRLは筋性，ECRBは腱性のため，腱性部分のみを切除すれば，ほかの伸筋群を損傷せずに病変部を切除できる[17, 24, 25]（**図5**）。

図4 外側上顆近傍の解剖

病変がEDC腱に波及するとLCL機能不全にまで進展することがある。LCL損傷を回避するために，ECRB腱の切除範囲は橈骨頭前方1/2までにとどめる。
a：ECRB腱の後方にはEDC腱が隣接している。

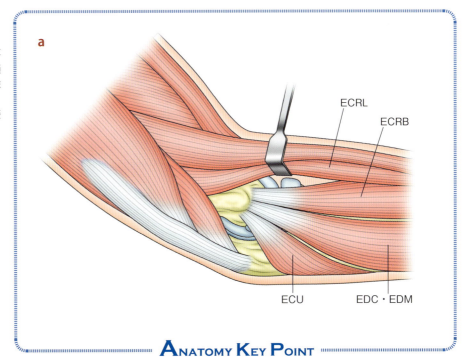

ANATOMY KEY POINT

| 図 4 | 外側上顆近傍の解剖（つづき） |

b：LCLはEDCの内側に存在し，橈骨頭の前後中央部から後方に位置する。

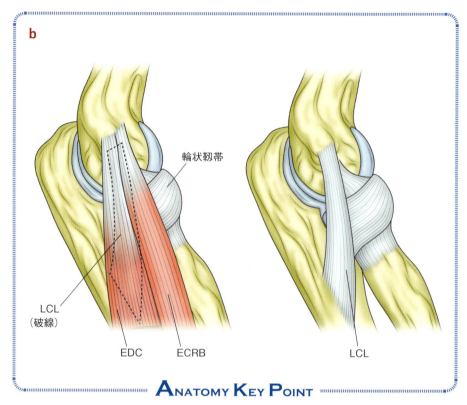

| 図 5 | ECRB，ECRL，LCLの位置関係 |

橈骨頭から外側上顆レベルではECRLは筋性，ECRBは腱性のため，腱性部分のみを切除すれば，ほかの伸筋群を損傷せずに病変部を切除できる。LCLは橈骨頭前後中央部から後方に存在するため，切除範囲は橈骨頭前方1/2までにとどめる。

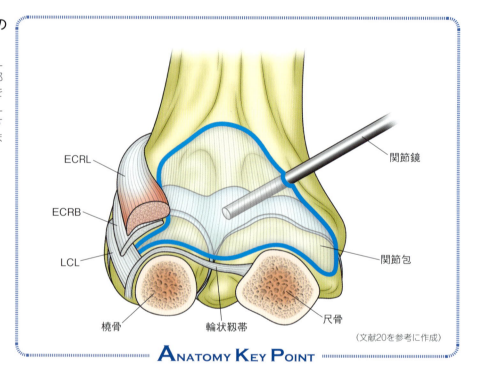

（文献20を参考に作成）

手術手技

1 体位

　全身麻酔下，仰臥位で両肘関節の可動域を計測し，後外側回旋不安定性（PLRI），屈曲伸展時の滑膜ひだによるクリックの有無を確認する。

　Poehling法に準じて，患側上の側臥位とし，患肢を側臥位固定器上に置き肘関節屈曲90°で前腕を下垂させる（図6a）。消毒後に滅菌ドレープで覆い，前腕から手部は灌流液の漏出による腫脹防止のために弾性包帯を巻き，上腕近位に駆血帯を巻く（図6b）。

　肘関節を触診して，皮膚に骨格のマーキングをするが，尺骨神経の（亜）脱臼の有無を確認して走行位置もマーキングする。その後，鏡視ポータルの位置として，近位内側（内側上顆から2cm近位，1.5cm前方），前外側（橈骨頭前方），正中後方，後外側，2箇所のsoft spotポータルをマーキングする（図7）。

　使用する関節鏡は4mm径の30°斜視鏡で，処置に用いるにはバスケットパンチ（レギュラーとミニサイズ），シェーバー（レギュラーとミニサイズ），radiofrequency device（RF，レギュラーとミニサイズ）である。

> **Point コツ&注意点**
> ● 尺骨神経損傷を回避するために，尺骨神経の走行を入念にチェックして体表にマーキングする。特に尺骨神経脱臼例に注意する。

図6 肘関節鏡のセットアップ

a：患側上の側臥位とし，患肢を側臥位固定器上に置き，肘関節屈曲90°で前腕を下垂させる。
b：消毒後に滅菌ドレープで覆い，前腕から手部は灌流液の漏出による腫脹防止のために弾性包帯を巻き，上腕近位に駆血帯を巻く。

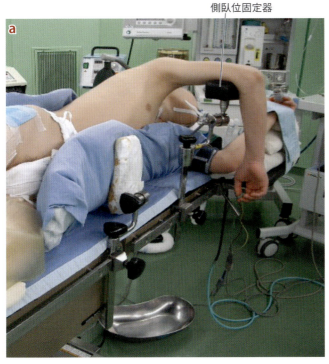
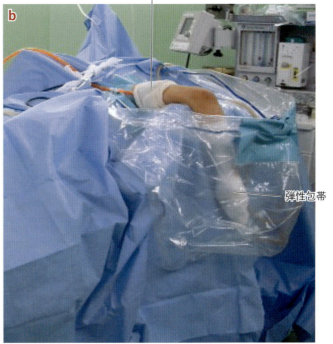

図7 肘関節鏡ポータル（右肘）

a：後内側
b：後方
c：後外側
SM：近位内側ポータル，AL：前外側ポータル，SS：Soft spotポータル

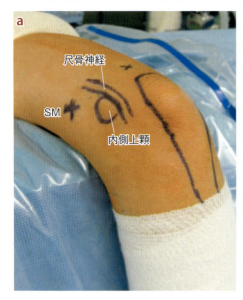
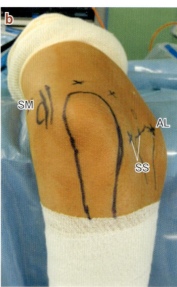
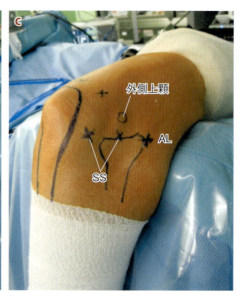
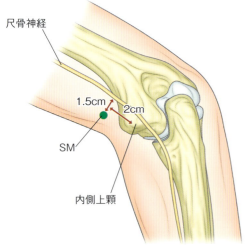
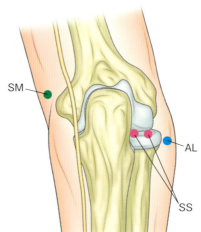
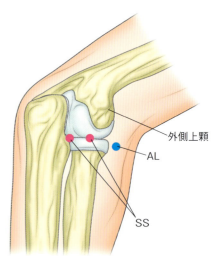

2 ポータル作製

　Soft spotポータルを穿刺し，生理食塩水を20mL注入して関節包を拡張させる。その後，上腕骨内側上顆の約2cm近位・約1.5cm前方に8mmの皮切を加え，tapered blunt tipマンドリンを装填した外套を上腕骨遠位端前縁に沿わすように斜遠位方向へ向けて押し込み，前方関節包内に進め近位内側ポータルを作製する。

Point コツ&注意点
- 最初の近位内側ポータルを安全確実に作製するために，関節包を十分拡張しておく。

3 病変部の観察

マンドリンを抜くと関節包内から生理食塩水が排出されるので，ここで関節鏡を装填して関節内を観察する。ECRB腱近傍の関節包損傷をBaker分類で評価し，type 1：断裂なし，type 2：縦断裂，type 3：完全断裂，に分類する[15]（図8）。

外側滑膜ひだはMullet分類で評価し，type 1：なし，type 2：あるが腕橈関節への介在なし，type 3：腕橈関節への介在あり，type 4：橈骨頭を完全被覆，に分類する[16]（図9）。外側滑膜ひだが存在する場合，前腕の回内・回外，肘関節の屈曲・伸展を行い，外側滑膜ひだの腕橈関節への介在や挙動をチェックする。そのほか，滑膜増生，上腕骨小頭や橈骨頭の軟骨損傷をチェックする（図10）。

図8 鏡視下所見：ECRB腱近傍の前外側関節包損傷（Baker分類）

a：Type 1。損傷なし。
b：Type 2。縦断裂。
c：Type 3。完全断裂。

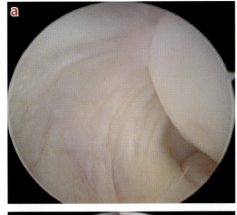
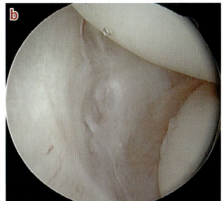
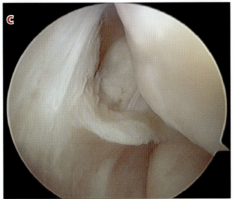

| 図 9 | 鏡視下所見：前外側滑膜ひだ（Mullet分類）

a：Type 1。滑膜ひだなし。
b：Type 2。滑膜ひだはあるが腕橈関節への介在なし。
c：Type 3。滑膜ひだの腕橈関節への介在あり。

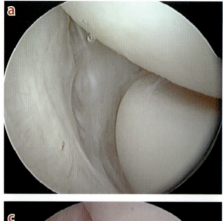
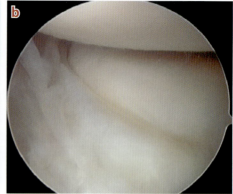
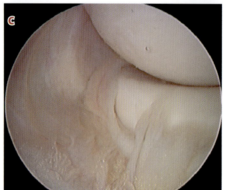

| 図 10 | 鏡視下所見：軟骨損傷

a：小頭前外側の軟骨損傷。
b：橈骨頭の軟骨損傷。

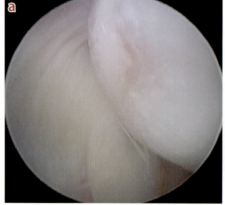
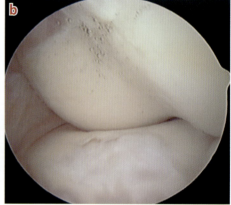

4 前外側滑膜ひだ切除

続いて，橈骨頭部前方まで関節鏡を押し込み同部の関節包に押し付けた状態で，関節鏡をtapered blunt tipマンドリンに入れ替え，そのまま押し込んで皮下まで進め，inside-out法で前外側ポータルを作製する。橈骨頭前方の関節包損傷がある場合はそこを貫通させることとなる。前外側ポータルからシェーバーやRFを挿入し，滑膜ひだを切除する（**図11**）。外側滑膜ひだが索状の場合はシェーバーによる切除は困難なため，フック型RFを用いて辺縁を切離し，いったんバケツ柄断裂状にして切除する（**図12**）。

Point コツ&注意点

- 橈骨神経損傷を回避するために，安全に前外側ポータルを作製する必要があるが，inside-out法を用いれば安全確実である。

図11 前方関節腔の処置：前外側滑膜ひだ切除

a：外観。近位内側鏡視下に前外側ポータルから処置を行う。
b：腕橈関節に介在する前外側滑膜ひだ。
c：RFによる切除。
d：シェーバーによる切除。

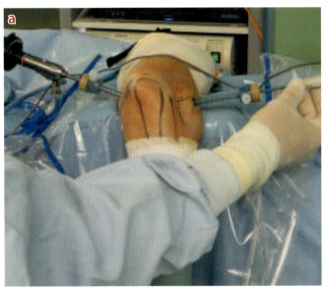
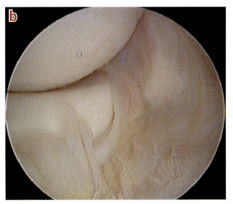
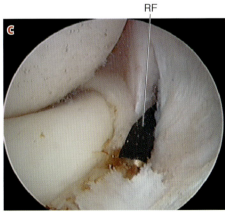
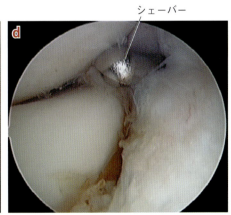

| Point コツ&注意点 | ●前方の外側滑膜ひだが索状の場合は，シェーバーによる切除は困難なため，フック型RFを用いて辺縁を切離しいったんバケツ柄断裂状にしてから，両端の連続部を切離して摘出する（図12）。|

図12 前方関節腔の処置：索状の前外側滑膜ひだ切除

a，b：フック型RFで前外側滑膜ひだをバケツ柄断裂にする。
c：パンチにより摘出。
d：前外側滑膜ひだ切除後。

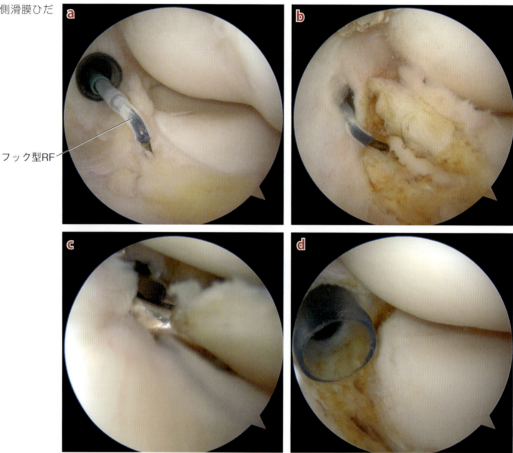

フック型RF

5 ECRB腱起始部を中心とした病巣部切除

前外側ポータル付近の関節包をシェーバーで切除してECRB腱起始部を露呈する。シェーバー・RF・ovalパンチを用いてECRB腱起始部の変性部を切除する（図13）。適切に切除すると外側に存在する筋性のECRLが露呈する[17,24,25]（図5）。外側上顆部付近の切除が，潅流液の流出やシェーバー・RFの吸引の影響で鏡視しにくい場合は，近位外側ポータルを追加して，同部から剥離子やプローブを挿入し，前外側関節包を前方に避けて視野を確保する方法が有用である（図14）。橈骨頭前後中央より後方にはLCLが存在するため，切除範囲はそれより前方にとどめる[17,18,24,25]（図4）。露呈したECRL起始部にも変性が確認された場合，Boyd変法を追加するか検討する。

| Point コツ&注意点 | ●ECRB腱起始部の病変部の切除時，潅流液の流出やシェーバー・RFの吸引の影響で外側上顆付近が鏡視しにくい場合は，前外側ポータルを少し拡大したり近位外側ポータルを追加して，同部から剥離子やプローブを挿入し前外側関節包を浮上させて視野を確保する。|

テニス肘（上腕骨外側上顆炎）に対する鏡視下手術

図13 前方関節腔の処置：ECRB腱起始部の切除

a：シェーバーによる切除。
b：RFによる切除。
c：Ovalパンチによる切除。
d：ECRB腱起始部切除後には，筋性のECRLが露呈する。

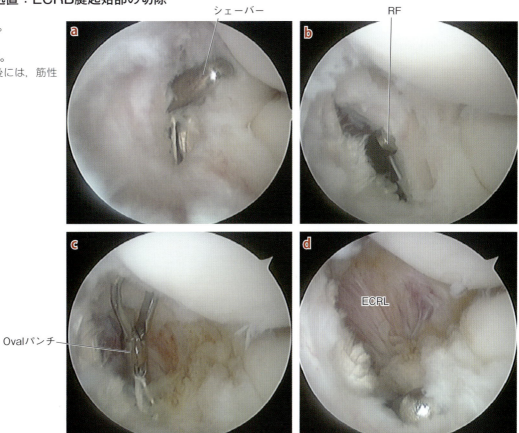

 Point コツ&注意点
- ECRB腱起始部の病変部の切除時，橈骨頭前方1/2より後方にはLCLが存在するため，切除範囲はそれより前方にとどめる。

図14 前方関節腔の処置：前外側滑膜ひだ切除

a：外観。近位外側ポータル（PL）から剥離子を挿入し，前外側ポータル（AL）から処置を行う。

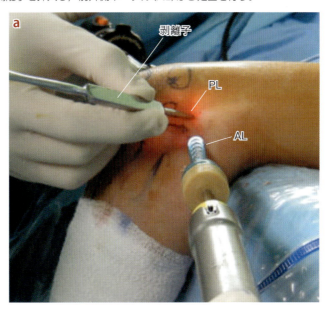

93

前方関節腔の処置：前外側滑膜ひだ切除（つづき）

b：PLから剥離子を挿入。
c：剥離子により前外側関節包を前方に避けると外側上顆付近の観察と処置がしやすくなる。

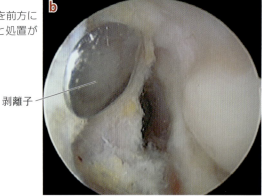
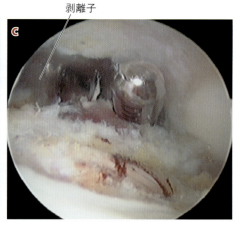

6 後方の滑膜ひだ切除

　術前に後方の滑膜ひだ障害の関与が予測される症例では，soft spotの鏡視を行う．Soft spotに約8mmの皮切を加え，tapered blunt tipマンドリンを装填した外套を挿入し関節包を貫通させsoft spotポータルを作製する．腕橈関節後方と腕尺関節外側を観察し，軟骨損傷や変性を確認する．Soft spotポータルの約2cm外側を23G針で穿刺して関節裂隙の位置を確認し尖刃メスを長軸方向に刺入して2番目のsoft spotポータルとする．腕橈関節後外側から後方に腕橈関節に介在する滑膜ひだがある場合にはミニシェーバーやミニRFで切除する（**図15**）．

Soft spotの処置：後外側滑膜ひだ切除

a：外観．2つのsoft spotポータル（SS）を使用する．
b：腕橈関節後外側に介在する後外側滑膜ひだ．
c：ミニシェーバーによる切除．

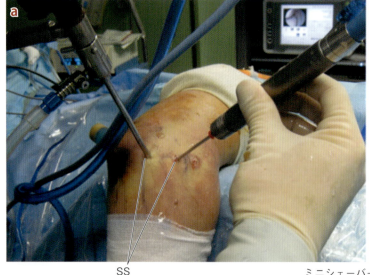
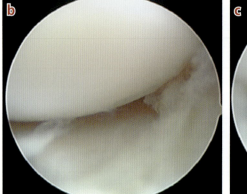
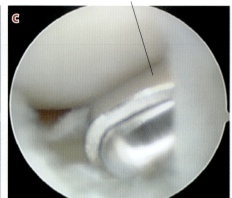

図15 Soft spotの処置：後外側滑膜ひだ切除（つづき）

d：ミニRFによる切除。
e：後外側滑膜ひだ切除後，橈骨頭の軟骨損傷が確認される。

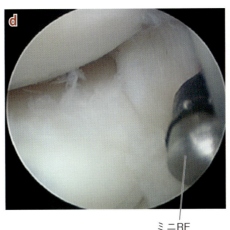
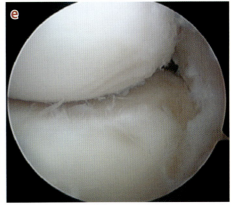

ミニRF

後療法

　術翌日まで圧迫包帯とソフト副木固定し，術翌日から自動・自助可動域訓練を開始し，日常生活動作は疼痛が我慢できる範囲内で許可する。サポーターは適宜併用する。術後2週から前腕伸筋・屈筋群の等尺性筋力訓練とストレッチングを開始する。術後1カ月から軽作業，2カ月から中作業，3カ月ごろからスポーツ活動・重労働を徐々に再開する。

文献

1) Nirschl BP, Pettrone FA. Tennis elbow. The surgical treatment of lateral epicondylitis. J Bone Joint Surg Am 1979；61：832-9.
2) 日本整形外科学会診療ガイドライン委員会, 上腕骨外側上顆炎ガイドライン策定委員会 編. 上腕骨外側上顆炎診療ガイドライン2019 改訂第2版. 東京：南江堂；2019.
3) Bosworth DM. Surgical treatment of tennis elbow；a follow-up study. J Bone Joint Surg Am 1965；47：1533-6.
4) Boyd HB, McLeod AC Jr. Tennis elbow. J Bone Joint Surg Am 1973；55：1183-7.
5) 新井 猛. 難治性テニス肘はこうみる：テニス肘難治化の病態としての滑膜ひだ. 臨整外 2015；50：333-7．
6) 副島 修. 上腕骨外側上顆炎に対する小皮切直視下手術-新しい病態概念に基づいた手術法-. 整・災外 2020；63：1795-802.
7) Morrey BF. Reoperation for failed surgical treatment of refractory lateral epicondylitis. J Shoulder Elbow Surg 1992；1：47-55.
8) Kwak SH, Lee SJ, Jeong HS, et al. Subtle elbow instability associated with lateral epicondylitis. BMC Musculoskelet Disord 2018；19：136.
9) 上原大志. 上腕骨外側上顆炎の治療；手術療法 鏡視下手術前後のMRI所見. MB Orthop 2020；33：61-70.
10) 伊藤岳史, 岩堀裕介, 筒井 求, ほか. 上腕骨外側上顆炎に対する収束型体外衝撃波治療における初期除痛効果. 日肘関節会誌 2019；26：191-4.
11) 岩堀裕介：特集 整形外科における体外衝撃波治療の実際【集束型衝撃波（FSW）】上肢の軟部組織障害に対する集束型衝撃波療法. MB Orthop 2021；34(7)：11-20.
12) Mishra AK, Skrepnik NV, Edwards SG, et al. Efficacy of platelet-rich plasma for chronic tennis elbow: a double-blind, prospective, multicenter, randomized controlled trial of 230 patient. Am J Sports Med 2014；42：463-71.
13) Gosens T, Peerbooms JC, van Laar W, et al. Ongoing positive effect of platelet-rich plasma versus corticosteroid injection in lateral epicondylitis: a double-blind randomized controlled trial with 2-year follow-up. Am J Sports Med 2011；39：1200-8.
14) Chen X, Jones IA Park C, et al. The efficacy of platelet-rich plasma on tendon and ligament healing: a systematic review and meta-analysis with bias assessment. Am J Sports Med 2018；46：2020-32.
15) Baker CL Jr, Murphy KP, Gottlob CA, et al. Arthroscopic classification and treatment of lateral epicondylitis: two-year clinical results. J Shoulder Elbow Surg 2000；9：475-82.
16) Mullett H, Sprague M, Brown G, et al. Arthroscopic treatment of lateral epicondylitis: clinical and cadaveric studies. Clin Orthop Relat Res 2005；439：123-8.
17) Wada T, Moriya T, Iba K, et al. Functional outcomes after arthroscopic treatment of lateral epicondylitis. J Orthopr Sci 2009；14：167-74.
18) 高島健一, 射場浩介. 上腕骨外側上顆炎に対する鏡視下手術. 関節外科 2024；43：43-7.
19) 今田英明, 渋谷早俊. 上腕骨外側上顆炎に対する関節鏡を併用した直視下手術の治療成績. 日肘関節会誌 2012；19：267-70.
20) 村田景一. 上腕骨外側上顆炎に対する鏡視下・直視下手術併用療法. 整・災外 2020；63：1811-6.
21) 松浦健司, 須川 敬, 金城義典, ほか. 難治性上腕骨外側上顆炎に対する肘関節鏡併用ECRB腱修復術の治療成績. 日肘関節会誌 2016；23：330-4.
22) Shim JW, Yoo SH, Park MJ. Surgical management of lateral epicondylitis combined with ligament insufficiency. J Shoulder Elbow Surg 2018；27：1907-12.
23) 今田英明. 上腕骨外側上顆炎に対する直視下手術-難治例にいかに対応するか？-. 整・災外 2020；63：1785-94.
24) Owens BD, Murphy KP, Kuklo PR. Arthroscopic release for lateral epicondylitis. Arthroscopy 2001；17：582-7.
25) Smith AM, Castle JA, Ruch DS. Arthroscopic resection of the common extensor origin: anatomic considerations. J Shoulder Elbow Surg 2003；12：375-9.

Ⅱ 肩・肘

外傷性肘関節不安定症に対する靱帯修復術・再建術

済生会宇都宮病院整形外科　**岩部昌平**

手技の Point

▶ 肘関節の靱帯構造は関節包や表層の腱膜と一体となっており三次元の詳細な構造を理解してないと診断も手術もできない。

▶ 内側側副靱帯の修復術（再建術）では内側側副靱帯前斜走線維を確実に修復（再建）する。

▶ 外側側副靱帯複合体の修復では橈側側副靱帯近位部の修復がほとんどの症例で必要となり，それに加えて輪状靱帯の修復が必要となる場合もある。

▶ 外側側副靱帯複合体の再建は，外側尺側側副靱帯の再建を行うものと，全体のY型構造を再建するものがある。

introduction

術前情報

解剖と靱帯損傷の様式

　肘関節の靱帯は，内側も外側も関節包と一体であり分離できない。靱帯は関節包の肥厚部と考えてもよい。表層では筋肉内の腱膜と一体となっており分離できない部分がある。表層から深層にいたる三次元の立体構造を理解してないと，診断も治療もできない。

・内側

　内側側副靱帯は，上腕骨内側上顆下端と尺骨鈎状結節を結ぶ前斜走線維（anterior oblique ligament；AOL）が外反に抵抗する最も重要な部分である（**図1a, b**）。この線維を修復，再建することが手術の目的となる。その後方に内側上顆下端から後方と滑車切痕内側を連結する後斜走線維（posterior oblique ligament；POL）があるが，AOLに比べて薄く，伸展時には弛緩している。AOLもPOLも関節包の一部であり，骨との接着幅が広い肥厚部と考えてよい（**図1b**）。AOLの表層は屈曲回内筋群の腱膜と連続しており分離できない（**図2**）。前方縁は円回内筋と浅指屈筋間にある前方の腱膜［前方共同腱（anterior common tendon；ACT）］と連続しており，

後方縁は浅指屈筋と尺側手根屈筋上腕頭間にある腱膜［後方共同腱（posterior common tendon；PCT）］と連続している（**図1c，2**）。

　靱帯断裂は，さまざまな形態をとる。AOLは近位端もしくは遠位端の剥離もしくは断裂となることが多いが，中央部での断裂のこともある。ACTやPCTとの境界は裂けていることもあれば，近位端の断裂では腱膜との連続性が残り表層の筋と靱帯が一体となり遠位に退縮していることもある。

・外側

　外側側副靱帯は，橈骨頭周囲を取り巻く輪状靱帯（anular ligament；AL），上腕骨外側上顆下端とALを

手術Step

1 **体位**(p.99)

2 **皮切・展開**(p.100)

3 **靱帯修復**(p.100)

4 **陳旧性靱帯損傷に対する靱帯再建術**(p.104)

結ぶ橈側側副靱帯（radical collateral ligament；RCL），上腕骨外側上顆と尺骨回外筋稜を結ぶ外側尺側側副靱帯（lateral ulnar collateral ligament；LUCL）からなる外側側副靱帯複合体複合体（lateral collateral ligament complex；LCLC）として認識されている（図3a, b）。全体として上腕骨外側上顆，橈骨切痕前縁部，橈骨切痕後縁部から回外筋稜の3点をY型に結ぶ構造をなしている（図4）。RCLとALの表面には回外筋の腱膜があり分離不能である。RCLの上腕付着を取り囲むように，短橈側手根伸筋，総指伸筋，尺側手根伸筋が起始している。RCLの後方部には分離不能な構造である総指伸筋の後方にある腱膜と尺側手根伸筋の腱膜があり，LUCLとよばれる靱帯はその腱膜構造と同一と考えられる（図3c～e）。

靱帯断裂は，RCLの近位端で剥離もしくは断裂していることがほとんどである。脱臼例などではそれに加えて輪状靱帯が断裂していることもある。手術適応となる症例では，RCLの上腕付着周囲から起始している伸筋群の断裂を伴うことが少なくない。

手術適応
• 新鮮例

　靱帯付着部の裂離骨折以外の骨折がない場合の靱帯損傷は保存療法の適応になることが多い。脱臼後に整復位が保てないほど不安定性が大きい場合や靱帯表面の筋群の断裂がある場合に手術適応となる。MRIで，靱帯断裂や筋断裂の評価を行うことができるが，読影

　内側側副靱帯（a，b）と回内屈筋群（c）

a：A：前斜走線維近位付着，B：前斜走線維の遠位付着。
b：AOL：前斜走線維，POL：後斜走線維。
c：ACT：円回内筋と浅指屈筋間に存在する腱膜でAOLの前縁と連続している，PCT：浅指屈筋と尺側手根屈筋間に存在する腱膜でAOLの後縁と連続している。

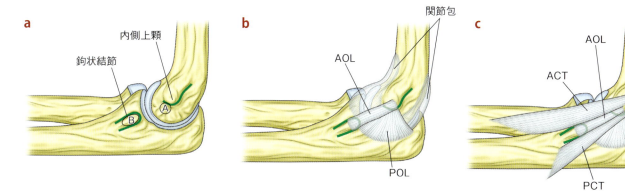

　肘関節内側の靱帯と筋肉・腱膜の位置関係

AOL：前斜走線維，ACT：前方共同腱，PCT：後方共同腱，PT：円回内筋，FCR：橈側手根屈筋，PL：長掌筋，FDS：浅指屈筋，FCU-H：尺側手根屈筋上腕頭，FCU-U：尺側手根屈筋尺骨頭，U：尺骨神経，CP：鉤状突起，RH：橈骨頭。
赤矢印：AOLへの進入路。

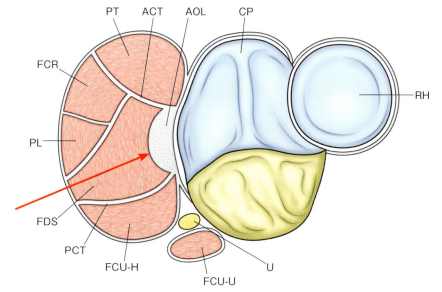

| 図 3 | 外側側副靱帯複合体（a, b）と回外伸筋群（c～e） |

a：Ⓐ：橈側側副靱帯の近位付着，Ⓑ：短橈側手根伸筋の起始，Ⓒ：総指伸筋の起始，Ⓓ：尺側手根伸筋上腕頭の起始。
b：RCL：橈側側副靱帯，AL：輪状靱帯。
c：SP：回外筋。
d：RCL，ALと分離することができない総指伸筋の後方にある腱膜と尺側手根伸筋の腱膜。
e：ECRB：短橈側手根伸筋，EDC：総指伸筋，ECU：尺側手根伸筋。

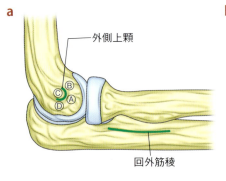
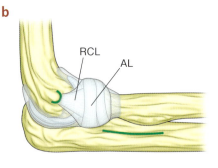
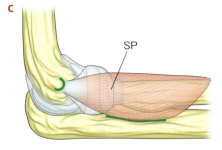
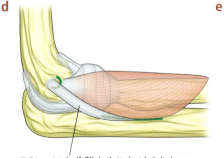
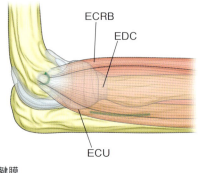

| 図 4 | 外側側副靱帯複合体のY型構造 |

RCL（+LUCL近位部）が近位へ，ALの前方部が前方遠位へ，ALの後方部（+LUCL遠位部）が後方遠位へ緊張し，橈骨頭を包み込んで立体的なY型の構造となっている。

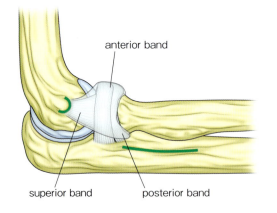

（文献9を参考に作成）

には詳細な解剖の知識が必要となる。手術を行うデメリットは少ないので，肘関節に大きいストレスがかかるスポーツ選手や重労働者に対しては，適応を拡大しても問題ない。鉤状突起骨折や橈骨頭骨折などを伴う複合性肘関節不安定症では靱帯修復を要する場合が多いが，手術適応は複雑でありここでは言及しない。

• 陳旧例

陳旧性内側側副靱帯不全は，野球の投手などの投擲動作やラケット競技などによる外反ストレスの繰り返しによって起こるスポーツ障害が圧倒的に多い。症状の多くは投球時など外反ストレスによって生じる痛みである。徒手検査では，moving valgus stress testやmilking maneuverが有効である。MRIは靱帯損傷を検出する検査として有用である。保存療法により効果が得られない場合に手術適応となるが，高レベルの競技選手では競技中止期間の短縮のために，早期に手術が行われることが少なくない。

陳旧性外側側副靱帯不全は内反不安定症よりも後外側回旋不安定症（posterolateral rotatory instability；PLRI）として症状が生じることが多いようである。PLRIは橈骨頭と尺骨近位が一体のまま上腕骨遠位に対して外旋して，橈骨頭が背側に亜脱臼し，腕尺関節が開大する不安定症である。PLRIはLULCの不全による症状として報告されたが，手術所見ではほとんどの症

例でLCLCの損傷があり，今ではLCLCの損傷と認識されている。症状は，前腕回外で手掌にものを持つ動作や，プッシュアップ動作などで生じる肘外側の痛みや不安定感，脱臼感が特徴である。徒手検査には，posterolateral rotatory drawer testやlateral pivot-shift testなどの橈骨頭の背側亜脱臼を誘発する手技がある。

徒手検査

- **Moving valgus stress test**

  患者の肘を70〜120°屈曲位で保持し，検者が外反ストレスを加えながら伸展させる。疼痛や不安定性誘発され，70〜90°屈曲位で最大となる。

- **Milking maneuver**

  患者の前腕を回外位にし，90°以上の屈曲位で検者が患者の母指を把持して引っ張り外反ストレスをかけて，痛みを誘発する。

- **Lateral pivot-shift test（図5）**

  患者を仰臥位とし，腕を頭上に上げさせる。検者は頭側に立って，右の検査なら左手で手関節を，右手で前腕遠位部をつかみ，肘を伸展に保持する。左手で前腕に回外トルクをかけて，肘をゆっくりと屈曲しながら，軸圧と外反力をかける。肘関節の屈曲が20〜40°で橈骨頭の背側亜脱臼が最大となり，腕橈関節部に皮膚陥凹が現れる。回外力を緩めても背側亜脱臼が保てる状態となるが，徐々に屈曲していくとクリックとともに整復される。

- **Posterolateral rotatory drawer test**

  患者を仰臥位とし，腕を頭上に上げさせる。右の検査なら左手で前腕を，右手で上腕近位を把持する。患者が完全に脱力したのを確認し，前腕に後外側回旋トルクを加える。肘関節20〜40°屈曲位で行うと橈骨頭の背側亜脱臼が生じ，腕橈関節部に皮膚陥凹が現れる。

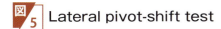

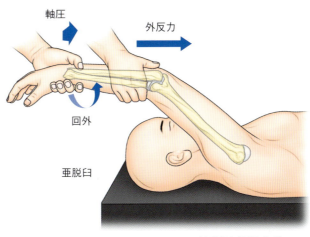

（文献10を参考に作成）

手術手技

1 体位

仰臥位でも腹臥位でも手術は可能である。内側だけもしくは外側だけの手術の場合は腹臥位では，断裂した靱帯の断端が寄る方向に上肢を回旋させる（内側を手術するときには内旋，外側を手術するときには外旋）ため手術がやりやすい。仰臥位では，その反対に靱帯の断端が離れる方向に回旋することになるので，靱帯縫合時には回旋を緩める必要があり，視野が悪くなる。しかし，内・外側両方の手術では，回旋で手術している側かもしくは対側に負荷をかけることになるので，回旋の影響は仰臥位でも腹臥位でもほぼ同じ条件となる。肩関節の回旋制限があるときには，仰臥位のほうがよい。

99

2 皮切・展開

内側

　上腕骨内側上顆直上を通る縦切開で進入する。尺骨神経は広く剥離する必要はないが，筋縫合時に筋膜，腱膜で拘扼しないように位置を確認して観察できるようにしておく。屈筋群の断裂が広範囲にある場合には，区画筋膜を切開すると断裂した筋が現れる。筋断裂部を分けると断裂した靱帯が確認できる。筋断裂が一部の場合，もしくは表層の筋断裂がないようにみえる場合は，真内側から筋肉を分けて深部に入る。どの筋肉かを同定するのは難しいが，浅指屈筋（flexor digitorum superficialis：FDS）を縦割して進入することになることが多い（**図2**）。FDSの深部まで達したところで靱帯の断裂が明らかになることがある。AOLと筋間の腱膜（ACTやPCT）の間は裂けていることが多いが，連続性が保たれているときにはAOLの前縁もしくは後縁を同定して切開し関節内に入る。上腕骨内側上顆下端から尺骨鈎状結節まで展開すると，断裂の全体像が把握できる。関節包の内面からも断裂部を確認する。AOLとACTやPCTの位置関係が理解できていないと，深部を展開することも難しいし，展開できても断裂部位を把握することが難しい。陳旧性損傷に対する靱帯再建の場合は，浅指屈筋を縦割して進入する。遠位では尺骨神経に注意する。

> **Point**
> **コツ&注意点**
> ●深部の展開時には，AOLとACT，PCTの位置関係に注意が必要である。不用意に切離するとAOLを切断したり，前後に裂いたりしてしまうことがある。

外側

　上腕骨外側上顆直上を通る縦切開で進入する。手術適応となる多くの症例で，外側上顆の頂上から後方にかけて付着する筋（総指伸筋，尺側手根伸筋，肘筋）の断裂があり，区画筋膜を切開すると断裂した筋が現れる。断裂のない筋肉との間を分けながら，断裂した筋肉を翻転すると，断裂した靱帯が確認できる。表層の断裂がない場合は，総指伸筋を縦割するか尺側手根伸筋の後方から深部に入ると，上腕骨外側上顆下端で断裂しているRCLが確認できる。上腕骨外側上顆から橈骨頭周囲のAL部まで展開すると，断裂の全体像が把握できる。陳旧性損傷に対する靱帯再建の場合は，再建する靱帯のルートで進入路が変わる。いわゆるLUCLを再建するなら尺側手根伸筋の後方から進入する。RCLを再建するなら，総指伸筋を分割して進入する。

3 靱帯修復

　骨の付着部で剥離している靱帯や，縫い代がない付着部近くの断裂では，骨アンカーを用いて縫着する。アンカーを使っての縫合では，断端を確実に付着部に押さえ込むように縫着することが重要である。断端にかけた糸だけでは，張力に抗せないと判断したときには，糸をもう一度健常部にかけて縫合するとよい（**図6**）。複数のアンカーを使って，断端と健常部の2箇所以上で縫合してもよい。実質断裂は，表層の腱膜との連続性をできるだけ保ったまま解剖学的位置に整復して縫合する。靱帯修復後は，靱帯と筋膜は一体であることを踏まえて，周囲の筋肉を靱帯に被せるように縫合する。外側では，特に後方の筋断裂部をしっかり修復する。

> **Point**
> **コツ&注意点**
> ●バサバサになった断端でも，断端近くに糸をかけて押さえ込まないと，関節の動きにより断端が移動してしまい，うまく生着しない。

図6 アンカーを使った靱帯の縫着法

a：糸が2本の場合
b：糸が1本の場合

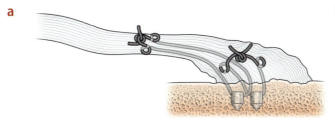
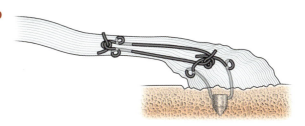

(文献11を参考に作成)

症例提示

症例1　内側側副靱帯の修復

内側上顆直上を通る縦切開で進入した。区画筋膜の断裂はなかったが，その深部の出血がみられた（図7a）。

区画筋膜を切開すると，断裂した筋と靱帯が現れた。AOLは前後に縦に裂けており，前方は遠位付着部で，後方部は浅層の筋と一体で近位付着部で剥離していた（図7b）。

前方部の遠位断端は鉤状結節にアンカーを挿入して縫着し，後方部近位断端は内側上顆の下端にアンカーを挿入して縫着した。後方部の筋は，内側上顆の後方にアンカーを挿入して靱帯に覆うように縫着した（図7c，d）。

靱帯の周囲を縫合した後，その上を塞ぐように前後に裂けた筋肉と筋膜を縫合した（図7e）。

図7 内側側副靱帯の修復

a：右が上腕，左が前腕。上腕骨内側上顆直上の縦切開で進入した。区画筋膜が残っている。区画筋膜から透けて出血した筋肉がみえる。
b：区画筋膜を切開すると大きく断裂した屈筋群と内側側副靱帯があり，断裂部から関節内に入ることができる。内側上顆の前方に付着する筋は残っているが，下端から頂上，後方につく筋は断裂している。靱帯はAOLが裂けていて，前方部は遠位が，後方部は近位が剥離している。後方部はめくって関節の内側から見ている。

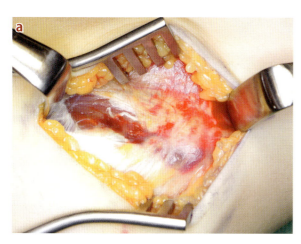

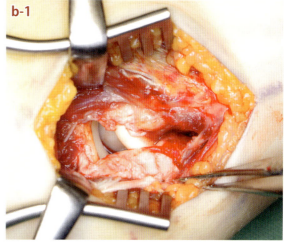

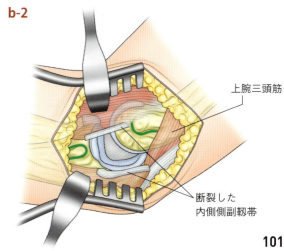

上腕三頭筋

断裂した
内側側副靱帯

図7 内側側副靱帯の修復（つづき）

c：AOLは中央で前後に裂けており，前方は遠位で，後方部は近位で剥離していた。それぞれの付着部に骨アンカーを挿入し，靱帯をそれぞれ縫着した。
d：靱帯を縫合した。
e：表層の断裂した筋をかぶせるように縫合した。

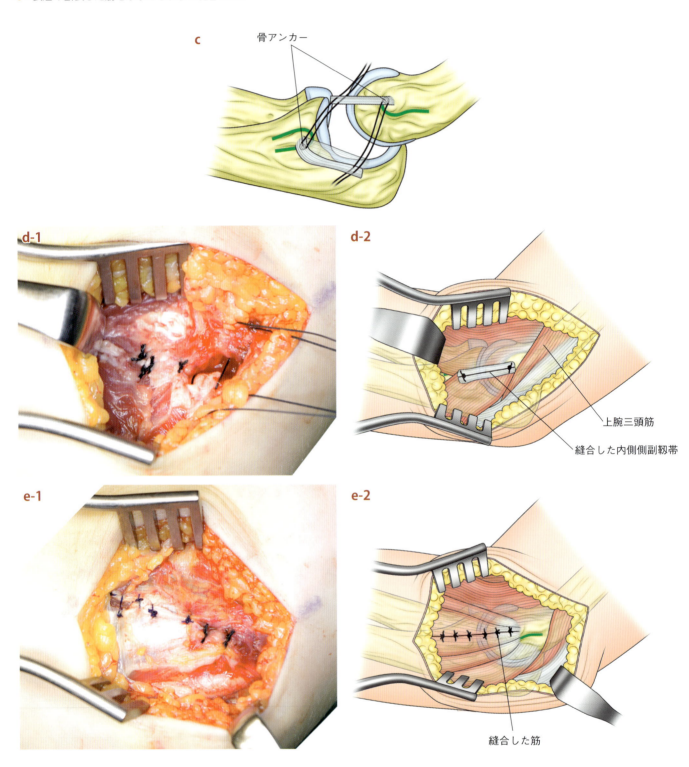

症例2　外側側副靱帯の修復

　外側上顆直上を通る縦切開で進入した。区画筋膜も断裂があり，皮下脂肪を分けると断裂した筋が現れた（図8a）。

　区画筋膜を切開すると，断裂した筋と靱帯の間から関節内がみえる状態であった。橈側側副靱帯は近位で剥離していた。筋肉は前後で裂けており，後方部の筋は橈側側副靱帯と一体となり起始部で剥離していた。輪状靱帯は外側で裂けていた（図8b）。

　外側上顆下端にアンカーを挿入し，橈側側副靱帯の近位端を縫着した。裂けた輪状靱帯を縫合した。外側上顆後方にアンカーを挿入し，後方部の筋を縫着した。浅層の筋膜の裂傷部を縫合した。

> **Point コツ&注意点**
> - 上腕骨側での断裂では，靱帯と筋肉の付着部にアンカーを打ち分けてそれぞれ縫着する。RCLは上腕骨外側上顆下端の回転中心に縫着する。

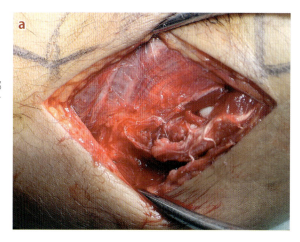

図8　外側側副靱帯複合体の修復
a：上腕骨外側上顆を直上を通る縦切開で進入した。区画筋膜の断裂もあり，筋断裂がみえる。
b：橈側側副靱帯は近位で剥離している。筋肉は前後で裂けており，後方部の筋は橈側側副靱帯と一体となり剥離している。輪状靱帯は外側で裂けている。

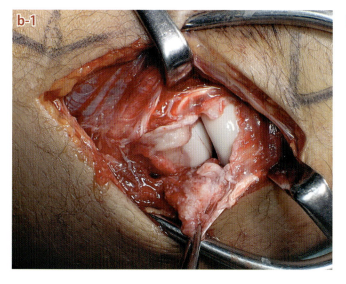
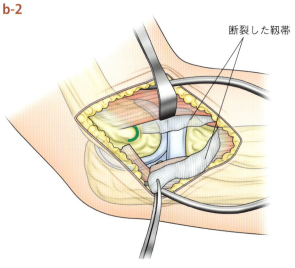

図8 外側側副靱帯複合体の修復（つづき）

c：上腕骨外側上顆下端に骨アンカーを挿入しRCLを縫着した（矢印）。外側上顆の後方に骨アンカーを挿入し，総指伸筋と尺側手根伸筋を縫着した（矢頭）。裂けた輪状靱帯を縫合した（黒糸）。

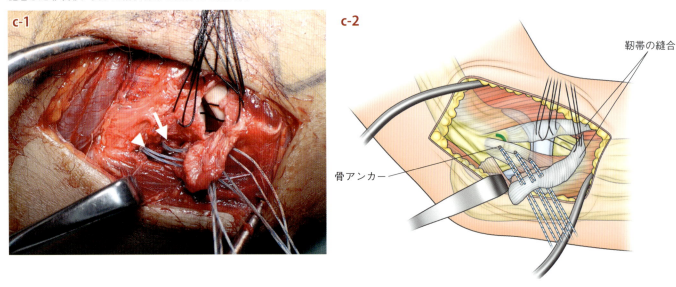

4 陳旧性靱帯損傷に対する靱帯再建術

内側（図9）

靱帯再建では，AOLを再建する。上腕骨内側上顆と尺骨鈎状結節間を結ぶように，長掌筋腱などを移植し靱帯を再建する。移植腱は，一束の方法もしくは二束の方法がある。骨へ移植腱の固定はいずれも骨孔を通すが，移植腱同士の縫合，interference screw，骨釘などさまざまである。いずれの方法でも，良好な成績が報告されている。

図9 内側側副靱帯の再建法

いずれの再建法も前斜走線維の再建である。骨との接合部は，骨孔を通して腱同士の縫合，interference screwで固定，骨釘で固定などがある。
a：Single strand法
b：Docking法（8字再建）
c：Docking法（三角再建）

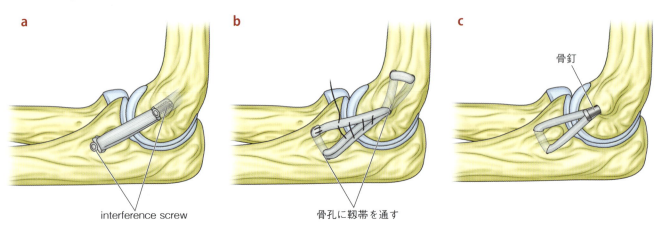

外側

　　上腕骨外側上顆下端と尺骨回外筋稜を結ぶLUCLのルートを再建する方法が多く報告されている(図10)。その方法は，AOLの再建と同様にさまざまであるがおおむね良好な成績が報告されている。解剖学的には外側側副靱帯複合体を全体として再建するのが理想的である。輪状靱帯が残っている場合には，短縮したRCLに移植腱を通し，輪状靱帯を引き上げて移植腱を外側上顆に固定し，LCLCのY状の立体的な構造を再建する方法がある(図11)。

図10　外側側副靱帯の再建法（外側尺側側副靱帯を再建する方法）

上腕骨外側上顆下端(a)と尺骨橈骨切痕背側部から回外筋稜部(b)を繋ぐルートを移植腱で再建する。

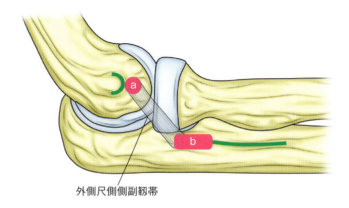

外側尺側側副靱帯

図11　外側側副靱帯の再建法（橈側側副靱帯を再建する方法）

欠損した橈側側副靱帯を再建する。上腕骨外側上顆下端と輪状靱帯間に移植腱を通し，輪状靱帯を引き上げるように固定する。

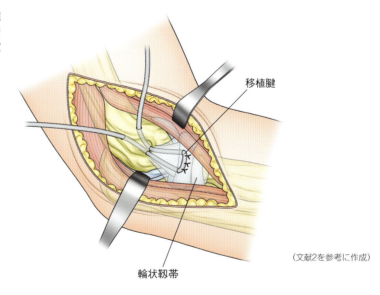

移植腱

輪状靱帯

（文献2を参考に作成）

文献

1) 伊藤恵康. 脱臼と靱帯損傷. 肘関節外科の実際 改訂第2版. 南山堂；2022. p199-217.
2) 伊藤恵康，辻野昭人，鵜飼康二ほか. 肘の靱帯損傷. 関節外科 2006；25：47-54.
3) 今谷潤也，守都義明，小倉　丘，ほか. 外傷性肘関節脱臼に伴う靱帯損傷例の手術成績の検討. 日肘関節研会誌 2002；9：23-4.
4) Camp CL, Smith J, O'Driscoll SW. Posterolateral Rotatory Instability of the Elbow: Part I. Mechanism of Injury and the Posterolateral Rotatory Drawer Test. Arthrosc Tech 2017；6：e401-5.
5) Fukai A, Nimura A, Tsutsumi M, et al. Lateral Ulnar Collateral Ligament of the Elbow Joint: Reconsideration of Anatomy in Terms of Connection with Surrounding Fibrous Structures. J Bone Joint Surg Am 2022；104：1370-9.
6) Hoshika S, Nimura A, Yamaguchi R, et al. Medial elbow anatomy：a paradigm shift for UCL injury prevention and management. Clin Anat 2019；32：379-89.
7) O'Driscoll SWM, Lawton RL, Smith AM. The "moving valgus stress test" for medial collateral ligament tears of the elbow. Am J Sports Med 2005；33：231-9.
8) Otoshi K, Kikuchi S, Kato K, et al. The role of the flexor pronator muscles as dynamic stabilizers against elbow valgus stress in patients with medial ulnar collateral ligament insufficiency. J Shoulder Elbow Surg 2022；31：694-8.
9) Seki A, Olsen BS, Jensen SL, et al. Functional anatomy of the lateral collateral ligament complex of the elbow：configuration of Y and its role. J Shoulder Elbow Surg 2002；11：53-9.
10) O'Driscoll SW, Bell DF, Morrey BF. Posterolateral rotatory instability of the elbow. J Bone Joint Surg Am 1991；73：440-6.
11) 岩部昌平，照屋徹ほか. 骨アンカーを使った肘関節神経内修復術の経験. 日肘関節研会誌 1997；4：147-8.

II 肩・肘
小児橈骨頭脱臼に対する手術

札幌医科大学運動器抗加齢医学講座　**射場浩介**

手技の Point

▶尺骨の骨折（Monteggia骨折）や急性塑性変形に伴うものが大部分であり，新鮮例では早期の尺骨整復固定による橈骨頭整復が重要である。

▶陳旧性Monteggia骨折に対する尺骨矯正骨切り術では骨切り部を尺骨中央1/2より近位で行う。

▶陳旧性では腕橈関節を展開して上腕骨小頭遠位の関節腔内に介在する瘢痕組織を切除する。

▶橈骨頭整復の確認と肘関節屈曲伸展や前腕回内外運動時に腕橈関節の良好なアライメントが維持されていることを確認する。

▶外傷性と先天性の小児橈骨頭脱臼では手術適応や手術時期，術後成績や長期自然経過が異なることに留意して，治療計画を立てる。

introduction

診断と治療計画

　小児の橈骨頭脱臼は，尺骨の骨折（Monteggia骨折）[1]や急性塑性変形[2]に伴う外傷によるものが広く知られている。可及的早期の尺骨整復と固定による橈骨頭脱臼の整復が重要となる。一方，初診時に見逃された外傷性橈骨頭脱臼の報告は比較的多く，前腕や肘関節周囲の外傷では腕橈関節のアライメント異常や尺骨の変形に注意する必要がある。X線検査では正確な肘関節2方向と前腕2方向での撮影を行い，患側と健側間で画像所見を比較することが診断に重要である。

　まれではあるが四肢の先天性疾患や骨系統疾患，骨腫瘍に合併するものなど非外傷性の橈骨頭脱臼を呈するものがある。これらの病態で前腕骨の成長障害が原因の症例に対しては，前腕骨の延長や矯正骨切りによ

Point　コツ&注意点

●腕橈関節のアライメント異常や尺骨変形の評価では，正確な肘関節2方向と前腕2方向のX線検査を行い，患側と健側間で画像所見を比較することが重要である。

手術Step

1　皮切(p.110)

2　アプローチ(p.110)

3　展開(p.111)

4　骨切り(p.112)

5　開大矯正(p.112)

6　アライメントの確認(p.113)

7　内固定(p.113)

8　腸骨移植(p.114)

9　関節包の修復(p.114)

る橈骨頭整復を検討する。一方，先天性橈骨頭脱臼の治療については，手術成績が一定しないことや日常生活障害を認める症例が少ないことより，小児期の積極的な手術治療は推奨されない。自験例においても長期間経過観察を行った先天性橈骨頭脱臼症例で，疼痛や日常生活での障害を認める症例はなかった。また，多発性の病的骨折後や先天性疾患により著しい前腕変形を認め，橈骨頭脱臼により疼痛や日常生活障害を認める症例に対して，筆者らはある程度骨格が成熟した時期に橈骨頭切除を併用した肘筋形成術を行っている。

主な外傷性橈骨頭脱臼

Monteggia骨折

小児の橈骨頭脱臼の大部分は，尺骨の骨折[1]や急性塑性変形[2]が原因となる。新鮮例においては骨折部の整復固定や塑性変形の徒手矯正による尺骨の良好なアライメント獲得が，橈骨頭脱臼の整復を可能とする。早期の適切な治療が良好な成績につながるため，初診時の適切な診断が最も重要となる。

陳旧性橈骨頭脱臼を呈する外傷の多くは，初診時に見逃された陳旧性Monteggia骨折である。過去の調査によると，初診時に見逃された症例は新鮮Monteggia骨折の20〜50％と報告されている（図1）[3]。そのため，診断には過去の外傷歴を把握することがとても重要となる。

新鮮例と同様に脱臼した橈骨頭の整復と腕橈関節の良好なアライメント獲得が治療成績に影響を与える重要な要因である。一方，保存治療症例においても機能的予後が良好な症例があり，陳旧例に対する手術適応や手術時期については慎重な検討が必要なことが指摘されている[4]。しかし，外傷性橈骨頭脱臼に対して長期間未治療の場合，関節可動域制限の進行，疼痛症状の出現，橈骨頭の変形や関節症変化を認める可能性がある。そのため，障害が出現する前の積極的な尺骨矯正骨切りによる橈骨頭整復の必要性が報告されている[5,6]。筆者らも小児の陳旧性Monteggia骨折に対して，症状がない症例においても積極的に尺骨矯正骨切りによる橈骨頭の整復を行っている[6]。

Hume骨折

Hume骨折は転位のない肘頭骨折と橈骨頭脱臼を合併した外傷である[7]。まれな骨折であり，その病態について確立した見解はない。一方，Hume骨折では尺骨塑性変形を高率に合併することが明らかとなり，橈骨頭脱臼の主な原因であることが指摘されている。治療は橈骨頭の整復であり，尺骨塑性変形を合併している場合は尺骨の矯正が必要となる。

橈骨頭単独脱臼

尺骨骨折や急性塑性変形を伴わない小児の外傷性橈骨頭単独脱臼は非常にまれである。先天性橈骨頭脱臼との鑑別が重要である。

> **Point コツ&注意点**
> ● 陳旧性Monteggia骨折の診断では過去の外傷歴の把握が重要である。

 陳旧性Monteggia骨折

患側のX線所見では橈骨頭の前方脱臼（赤矢印）と尺骨骨幹部の生理的な後弯の消失（赤矢頭）を認める。健側の橈骨長軸に沿った線は上腕骨小頭中央と交差するが，患側は近位方向にずれている（白点線）。
a：患側，**b**：健側

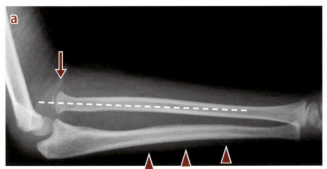
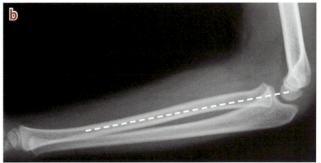

陳旧性Monteggia骨折に対して尺骨矯正骨切りを用いた橈骨頭整復については，プレートを使用した方法や種々の創外固定器を用いた方法など，多くの術式が報告されている．本項では筆者らが行っている手術手技を概説する．

手術に必要な解剖

尺骨矯正骨切りによる橈骨頭整復の原理は，尺骨遠位部の延長や骨切り部の後方開大により，骨間膜腱様部を介して尺骨から橈骨に対して牽引力がかかり，橈骨頭が整復されることである(図2)．そのため，骨切り部位は骨間膜腱様部や副腱様部の尺骨への付着部を考慮すると近位1/3が理想的となる．一方，尺骨骨折部の判定可能な症例では同部位での骨切りを行うことが多く，有効な牽引力を獲得するためには骨切り部が尺骨中央1/2より遠位にならないことに注意する(図2)[8]．

Point コツ&注意点

- 陳旧性Monteggia骨折に対する尺骨矯正骨切り術では骨切り部を尺骨中央1/2より近位で行う．

画像診断

正確な肘関節2方向と前腕2方向のX線検査で，腕橈関節のアライメント異常や尺骨変形を評価する．橈骨長軸に沿った線が健側では上腕骨小頭中央部にあたることと比較して，患側ではずれていることが重要な所見である(図1)．尺骨変形の診断においてX線所見のみで評価が困難な場合は，三次元CT検査による評価が有用と考える(図3)．また，三次元プリンターで作製した模型を用いた健側との比較は，尺骨の変形が比較的軽度な症例の評価において有用と考える(図4)．一方，尺骨矯正骨切りの目的は橈骨頭の整復であり，健側と同様の形態に戻すことではない．そのため，橈骨頭前方脱臼を認める多くの症例では，術後に尺骨骨幹部は健側と比較して後方凸の形態となる場合が多いことを理解する(図5)．

図2 骨間膜腱様部の付着部と骨切り部

骨切り部位は骨間膜腱様部や副腱様部の尺骨への付着部を考慮すると近位1/3が理想的である．尺骨骨折部で骨切りを行う場合は尺骨中央1/2より近位で行うことに留意する．尺骨遠位部の延長や骨切り部の後方開大により，骨間膜腱様部を介して尺骨から橈骨に対して牽引力がかかり，橈骨頭が整復される．

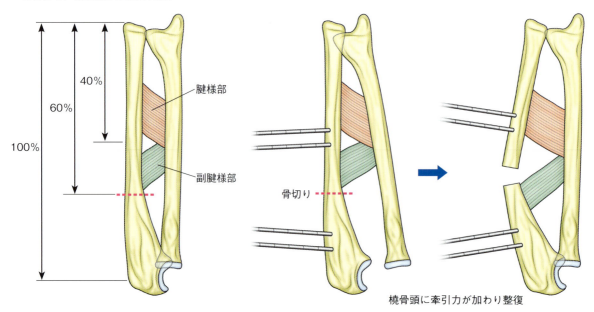

(文献8を参考に作成)

小児橈骨頭脱臼に対する手術

図3 三次元CT所見

橈骨頭は前方と近位方向に脱臼しており，尺骨は健側と比較して後方への自然な弯曲が消失している。

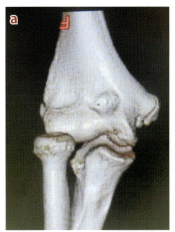
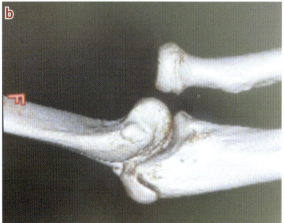
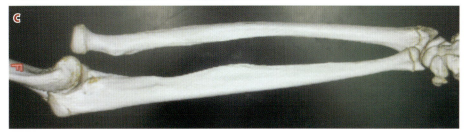

図4 三次元プリンターを用いた模型

尺骨の変形が比較的軽度な症例では，三次元プリンターを用いて作製した患側(患)と健側(健)の模型を比較することで，尺骨変形の状態を詳細に把握することが可能である。患側は尺骨長(両側白矢印)が短く，骨間中央部の骨幅(両側赤矢印)が広く，弯曲形態(白点線)が異なる。

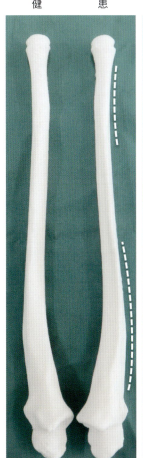
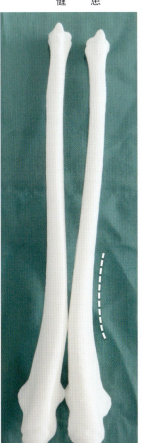
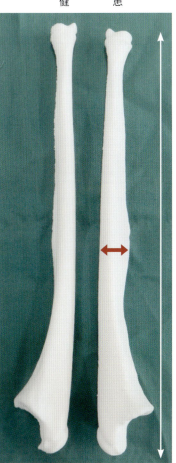
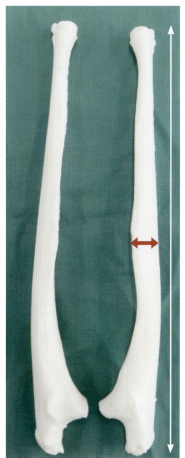

前方　　　　　　後方　　　　　　尺側　　　　　　橈側

図5 尺骨矯正骨切り術後のX線所見
術後は健側と比較して，尺骨骨幹部は後方に突出する症例が多い(赤矢印)。

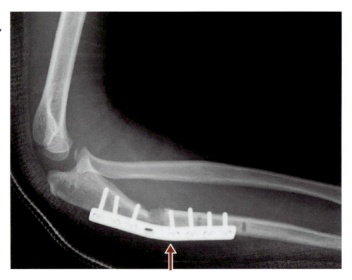

手術手技

　陳旧性Monteggia骨折に対して多くの術式が報告されているが，筆者らは術中にのみ創外固定器を用いた手術を行っている。

皮切

　皮切は肘関節外側アプローチで行い，遠位は尺骨に沿って延長する(図6)。

図6 皮切
皮切は肘関節外側アプローチで行い，遠位は尺骨に沿って延長する。

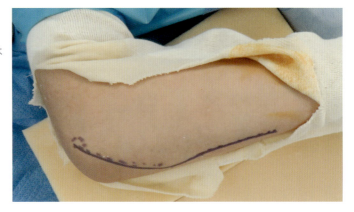

2 アプローチ

　肘筋と尺側手根伸筋の間からアプローチする。腕橈関節に橈骨頭は触知せず，関節包はほとんどの症例で肥厚している。遠位は尺骨外側を展開して骨切り部の位置を確認する(図7)。術中にX線透視下で術前計画した骨切り部位と同じであることを再確認する。

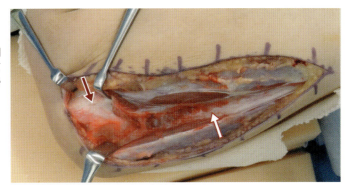

図7 展開

肘筋と尺側手根伸筋の間を展開する。腕橈関節部に橈骨頭は触知せず，関節包は肥厚している（赤矢印）。遠位は尺骨外側を展開して骨切り部の位置を確認する（白矢印）。

3 展開

　筆者らは全例で腕橈関節内を展開して，関節内の病変と，橈骨頭整復後の腕橈関節のアライメントや肘関節運動時の安定性を直接確認している。ほとんどの症例で橈骨頭脱臼後に生じた上腕骨小頭遠位部の関節腔内に輪状靱帯や滑膜ひだなどの遺残組織を含んだ瘢痕組織が介在している（図8a）。これらの組織は腕橈関節整復の障害となるため可及的に切除する（図8b）。これらの組織が残存した状態では，X線所見で腕橈関節の整復位が一時的に得られたとしても再脱臼する可能性が高いと考える。

Point コツ＆注意点
- 腕橈関節を展開して上腕骨小頭遠位の関節腔内に介在する輪状靱帯や滑膜ひだなどの遺残組織を含んだ瘢痕組織を切除する。

図8 展開

腕橈関節内を展開して，上腕骨小頭（赤矢印）遠位部の関節腔内に介在する輪状靱帯や滑膜ひだなどの遺残組織と考えられる瘢痕組織（白矢印）を可及的に切除する。

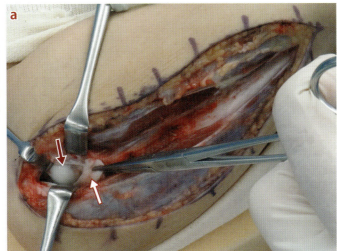
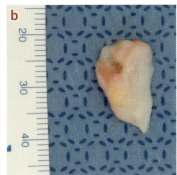

4 骨切り

尺骨骨切りは基本的には骨折部で行うが，前述したように尺骨全長の1/2より近位で行うことに留意する（理想的には近位1/3での骨切り）。骨切り部を決定した後は，同部位を中心として尺骨外側面に創外固定器（Monotube® Triax，Stryker社）を装着する（図9）。

図9 骨切り

骨切り部（赤矢印）を中心として尺骨外側面に創外固定器（Monotube® Triax，Stryker社）を装着する。

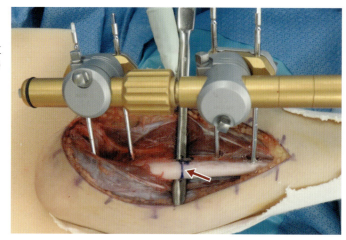

5 開大矯正

マイクロオシレーターを用いて骨切りを行い，創外固定器を用いて橈骨頭が整復される位置まで尺骨骨切り部の延長と骨切り部での後方への開大矯正を行う（図10）。

図10 開大矯正

マイクロオシレーターを用いて骨切りを行い，創外固定器を用いて橈骨頭が整復される位置まで尺骨骨切り部の延長（赤矢印）と骨切り部での後方への開大矯正（青点線矢印）を行う。

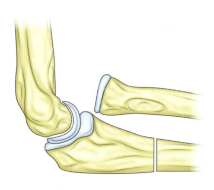
尺骨骨切り

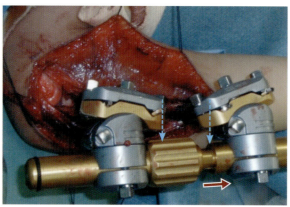

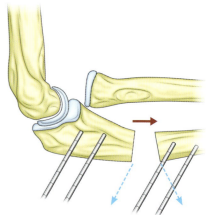
橈骨頭整復

小児橈骨頭脱臼に対する手術

6 アライメントの確認

橈骨頭の整復と腕橈関節の良好なアライメントを確認した後に，肘関節屈曲伸展と前腕回内外運動を行い，上腕骨小頭と橈骨頭の良好なアライメントが保たれていることを，関節内を直接観察して確認する(図11)。

Point コツ&注意点
- 橈骨頭整復の確認と，肘関節屈曲伸展や前腕回内外運動時に腕橈関節の良好なアライメントが維持されていることを直接確認する。

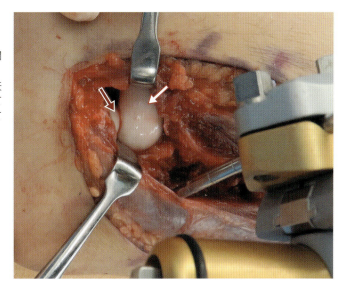

図11 アライメントの確認
橈骨頭の整復を確認した後に，肘関節屈曲伸展と前腕回内外運動を行い，上腕骨小頭(赤矢印)と橈骨頭(白矢印)の良好なアライメントが保たれていることを，関節内を直接観察して確認する。

7 内固定

次に創外固定器を装着したまま，後方より8穴LC-LCPプレート2.7mm(DePuy Synthes社)を用いて内固定を行う(遠位3穴と近位3穴をスクリュー固定)。その際に尺骨の弯曲に合わせてプレートをベンディングする。プレート固定に問題がないことを確認して，術中に創外固定器を抜去する(図12)。

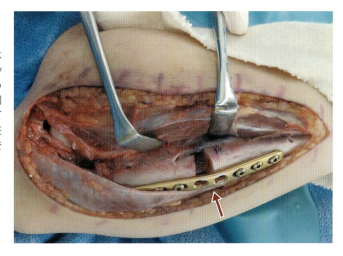

図12 内固定
創外固定器を装着したまま，後方より8穴LC-LCPプレート2.7mm(DePuy Synthes社)を用いて内固定を行う(遠位3穴と近位3穴をスクリュー固定)。その際に尺骨の弯曲に合わせてプレートをベンディングする(赤矢印)。プレート固定後は創外固定器を抜去する。

113

7 腸骨移植

骨切り延長部に5mm以上の骨欠損を認めた症例では腸骨移植を行う（図13）。

> **Point コツ&注意点**
> ●輪状靱帯の再建は橈骨頚部のくびれや関節可動域制限の原因となる可能性があり，基本的に筆者らは行っていない。

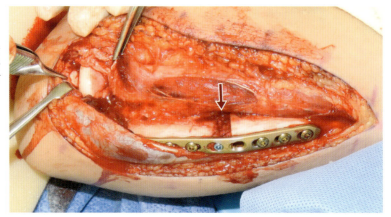

図13 腸骨移植
骨切り延長部に5mm以上の骨欠損を認めた症例では腸骨からブロック骨と海綿骨の移植を行う（赤矢印）。ブロック骨はスクリューで固定する。

8 関節包の修復

切離した関節包は非吸収糸でしっかりと修復する。

後療法

本術式では尺骨骨切り部での後方への開大操作で術後に尺骨骨幹部の後方凸変形を認める。術前に説明しておく必要があるが，多くの症例で経過に伴うモデリング変化により患者や保護者が気にならない程度まで改善すると考える（図14）。
術後は肘関節90°屈曲位，前腕中間位で3週間のスプリント固定を行い，その後は可動域訓練を開始する。

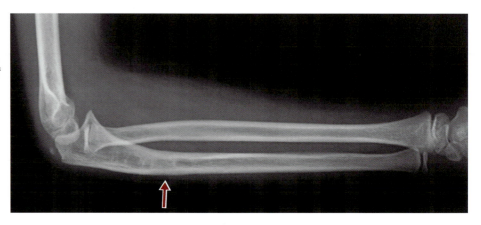

図14 術後3年でのX線像
術後の尺骨骨幹部の後方凸変形は，経過とともに気にならない程度まで改善する症例が多い（赤矢印）。

症例提示

病的骨折後の前腕変形治癒に伴う陳旧性橈骨頭脱臼の治療

　骨形成不全症やくる病などの骨脆弱性を伴う疾患では，幼少時から多発する前腕の病的骨折を生じ，著しい前腕変形を呈する症例がある。このような病態を原因とする陳旧性橈骨頭脱臼では，前腕骨の矯正骨切りによる橈骨頭の整復が困難であり，治療方針について一定の見解はない。一方，橈骨頭脱臼に伴う疼痛や日常生活に障害を認める症例では，手術を含めた治療計画を立てる必要がある。筆者らはこのような症例に対して，原疾患により活動性が比較的低いこと，肘関節周囲の成長帯が閉鎖していること，腕橈関節に関節症変化を認めること，を条件として，橈骨頭切除を併用する肘筋形成術を行っている。

　症例は骨形成不全症による骨脆弱性を原因として，幼少期より多発する四肢骨折の既往をもつ14歳の患者である。13歳ごろより右肘関節の運動時痛が増強し，学校や日常生活での障害を認めたため紹介受診となった。身体所見では，右肘内反変形，右橈骨頭の後外側への隆起，橈骨頭周囲の圧痛と前腕回内外時の強い運動時痛を認めた（図15a）。肘関節と前腕の可動域は健側と比較して，有意な制限を認めなかった。一方，肘内反ストレステストで不安定性を呈していた。X線像と三次元CT所見では，尺骨多発骨折後の著しい弯曲変形と橈骨頭の後外側脱臼，腕橈関節の関節症変化を認めた（図15b）。Carrying angleは右200°／左170°であったが，上腕骨には変形を認めなかった。

図15 尺骨変形治癒骨折に伴う橈骨頭脱臼を呈した骨形成不全患者

a：外観では上腕骨外側上顆（白矢印）の遠位後外側に骨性の隆起（赤矢印）を認めた。
b：X線像と三次元CT所見では，尺骨多発骨折後の著しい弯曲変形と橈骨頭の後外側脱臼，腕頭関節の関節症性変化を認めた（赤矢印）。

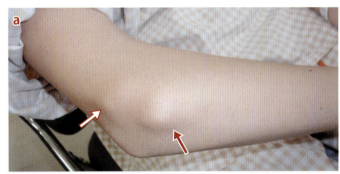
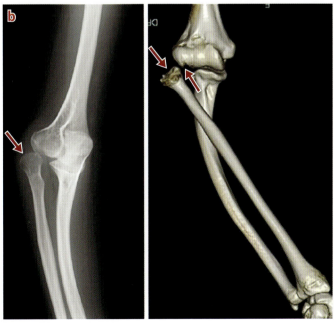

図15 尺骨変形治癒骨折に伴う橈骨頭脱臼を呈した骨形成不全患者（つづき）

c：術中所見においても橈骨頭関節面の軟骨は消失して関節症変化を認めた（赤矢印）。Morreyらの術式に準じて橈骨頭切除（白点線矢印）と肘筋で作製した筋弁（白矢印）を腕橈関節部に挿入する関節形成術を行った。
d：術後15年のX線所見で，橈骨は良好なアライメントを維持していた（白矢印）。

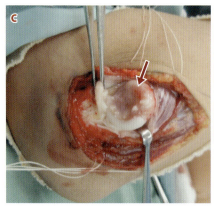
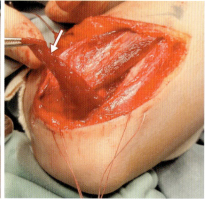
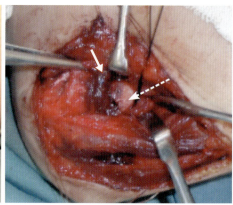
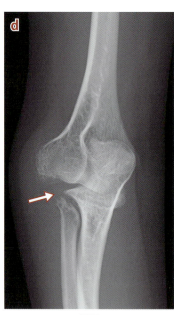
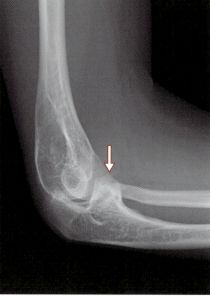
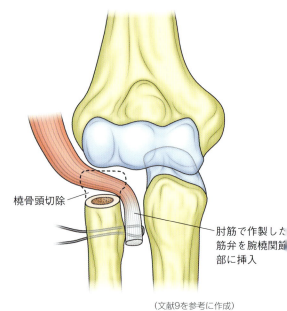

正面　　　　側面

橈骨頭切除
肘筋で作製した筋弁を腕橈関節部に挿入

（文献9を参考に作成）

　以上より，尺骨変形治癒骨折，橈骨頭脱臼に伴う右肘内反変形，腕橈関節の二次性変形性関節症と診断した。尺骨多発骨折後の弯曲変形が著しいため矯正骨切り術の計画が困難であること，すでに腕橈関節に関節症所見を認めること，肘関節周囲の成長帯は閉鎖していること，小児期より肘関節の不安定性を認めていたこと，骨形成不全症のため日常生活動作が低いことを考慮したうえで，疼痛症状の改善を目的に，Morreyらの術式に準じて橈骨頭切除と肘筋を用いた関節形成術を行った（**図15c**)[9]。術後15年経過した最終診察時では，可動域制限はなく，運動時痛などの自覚症状は消失していた。術後の肘不安定感は認めず，日常生活や仕事において支障を認めていない。X線所見で橈骨は良好なアライメントを維持していた（**図15d**）。現在は上肢に負荷がかかる仕事に問題なく従事している。

非外傷性橈骨頭脱臼

　肘の変形や運動時痛を主訴に受診する年長児童や生徒において，幼少時期の外傷歴が明確ではなく，整形外科の受診歴や発症前の異常を自覚していないにもかかわらず，画像で橈骨頭の脱臼や亜脱臼を認める症例を経験する(図16)。このような症例では前腕骨の成長障害が原因となる可能性があり，病態に合わせた前腕骨の延長や短縮，矯正骨切りなどの手術適応について検討する。一方，橈骨頭脱臼を認める先天性疾患では，外傷性や成長障害などの後天性の病態とは異なった治療計画を立てる必要がある。

　先天性橈骨頭脱臼は，肘関節の先天異常のなかでは比較的頻度の高い疾患である。病態として，単独発症例やほかの四肢先天異常疾患に関連したものなどがあり，上腕骨小頭は低形成を呈し，橈骨頭はドーム状の変形を認める。治療法として，幼少時期の観血的整復と輪状靱帯形成や，若年者における橈骨頭切除などの手術に関する報告を認める。しかし，一定の良好な術後成績の獲得が困難なことや若年者では日常生活で障害を認めることが少ないことより，小児期で手術適応となる症例はほとんどないと考える。筆者らの施設においても，疼痛や日常生活で障害を認めない小児の先天性橈骨頭脱臼症例に対しては，基本的に手術を行わず経過観察としている。

Point コツ&注意点
- 小児橈骨頭脱臼では先天性の病態があり，後天性と比較して治療計画や手術適応が異なることに留意する。

図16 外傷歴のない橈骨頭後方亜脱を認めた症例

13歳ごろより左肘関節の内反変形と肘関節伸展時の疼痛を自覚し，症状の進行を認めたため，14歳時に紹介受診となった。左上肢への外傷歴はなく，発症前に左肘関節の異常を自覚したことはなかった。術前のX線と三次元CT所見で左橈骨頭の後方亜脱(白矢印)を認めたが，尺骨の生理的彎曲は健側と比較して明らかな差はなかった。一方，前腕骨長は健側と比較して，尺骨で9mmと橈骨で5mmの短縮を認めた。前腕骨長のアンバランスが橈骨頭亜脱臼の原因と考えられたが，橈尺骨長の短縮を生じた原因については確定が困難であった。成長帯がほぼ閉鎖していることより，橈骨近位部での短縮骨切り手術を行い，症状の改善を認めた。

健側
患側

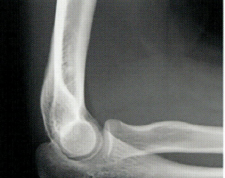
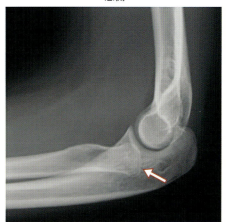

三次元CT患側前腕

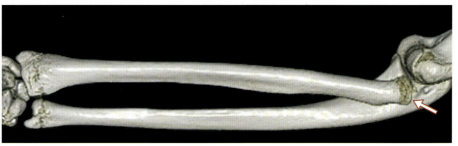

文献

1）Bado JL. The Monteggia lesion. Clin Orthop Relat Res 1967；50：71-86.
2）Borden 4th S. Roentgen recognition of acute plastic bowing of the forearm in children. Am J Roentgenol Radium Ther Nucl Med 1975；125：524-30.
3）David-West KS, Wilson NIL, Sherlock DA, et al. Missed Monteggia injuries. Injury 2004；36：1206-9.
4）平山隆三. 陳旧性Monteggia脱臼骨折治療の問題点. 整・災外 1993；36：131-8.
5）Nakamura K, Hirachi K, Uchiyama S, et al. Long-term clinical and radiographic outcomes after open reduction for missed Monteggia fracture-dislocations in children. J Bone Joint Surg Am 2009；91：1394-404.
6）花香恵，射場浩介，金谷耕平，ほか. 創外固定器を用いて治療 した小児の陳旧性Monteggia骨折の治療成績. 日肘関節会誌 2015；22：177-80.
7）Hume AC. Anterior dislocation of the head of the radius associated with undisplaced fracture of the olecranon in children. J Bone Joint Surg Br. 1957；39：508-12.
8）Iba K, Hanaka M, Ozasa Y, et al. Treatment of forearm deformity with radial head dislocation because of multiple osteochondromas：a series of three cases treated by simple axis correction and distraction osteogenesis of the ulna. J Pediatr Orthop B 2018；27：315-21.
9）Nakahashi N, Iba K, Yamashita T. Anconeus interposition arthroplasty in an adolescent patient with osteogenesis imperfecta：a case report. JSES Rev Rep Tech 2022；2：427-30.

Ⅱ 肩・肘

上腕骨骨頭壊死症に対する骨軟骨柱移植術

京都医療センター整形外科 **向井章悟**

手技のPoint

▶ 上腕骨骨頭壊死はまれな疾患だが，比較的若年齢で起こる症例もあり，関節温存を試みるべきである。

▶ 軟骨面の再建と壊死骨の切除が除痛に有効である。

▶ 直径の大きな骨軟骨柱を用いるのが成功のコツである。

introduction

　上腕骨頭骨壊死はまれな疾患でステロイドやアルコールなどの関与が指摘されているが，原因不明の特発性と外傷や骨折に続発する二次性に分けられる。

　続発性の骨壊死は病巣範囲が限局していることが多いが，外傷の際に軟骨欠損をきたしていることも多く，部位や程度に応じて術式を検討する必要がある。

　本項では骨欠損による陥没を伴った上腕骨頭骨壊死に対して，自家骨軟骨移植術を用いた関節温存術の術式を紹介する。

適応と禁忌

　特発性骨壊死は，病巣範囲が大きく，軟骨下骨骨折から骨欠損，陥没へと進行し，軟骨面の変形，欠損へと進行する。病型の分類としてCruess分類が用いられるが（**図1**）[1]，Stage Ⅰでは単純X線像，CTでは異常を認めず，MRIにて骨髄浮腫を認める状態であり，core decompressionが有効とされている。またStage Ⅲ以上では軟骨下骨の骨折を生じるため，単純X線像にて骨頭の陥没変形などの関節症変化を認めたり，軟骨が剥がれて遊離体になったりしている症例が多く，人工関節置換術で対処せざるをえないことが多い。関節温存が可能なのは骨軟骨欠損が限局した症例や，骨欠損が生じ陥没が認められるが関節軟骨が残っているStage Ⅲの初期までの症例である。

　臨床症状としては肩関節痛を訴えるが，運動時痛だけでなく，安静時，特に夜間の痛みを訴えることも多い。

軟骨下骨骨折による骨欠損は空洞を形成するため，関節面に陥没を生じる。術前のCT，MRI検査では骨欠損の有無に加えて，軟骨の亀裂や欠損などがあるか，確認する必要がある。軟骨が欠損している場合でも，程度によって関節温存は可能であるが，範囲が広くなると，ドナーとなる骨軟骨柱が患側のみでは不足することもある。

手術Step

1 **手術体位**(p.121)

2 **皮切・展開**(p.121)

3 **ドナー採取と移植**(p.124)

術前計画

上腕骨頭の3D画像から骨壊死の位置を確認し，どのようなアプローチがよいか判断する．骨頭上方に病変がある場合は，腱板を切開しアプローチすることもある（図2）．また，画像から病巣部の範囲や深さをあらかじめ計測し，必要な骨軟骨柱の長さはどれくらいか，本数はどれくらい必要となるか，予測しておく．骨欠損が大きい場合は，骨盤からの自家骨や場合によっては人工骨などを移植することを考える．骨軟骨移植にはOsteochondral Autograft Transfer System（OATS®，Arthrex社）を用いる（図3）．

Point コツ&注意点

- このシステムは，病巣部の組織を採取したり，正常の海綿骨まで掘削できているかどうかを確認したりできるため，有用である．
- 一般的に使用されているSingle-Use OATS®では先端に透明なプラスチックのチューブを付けることでドナープラグを刺入しやすくなっている．

図1 Cruess分類

Stage Ⅰ　　Stage Ⅱ　　Stage Ⅲ　　Stage Ⅳ　　Stage Ⅴ

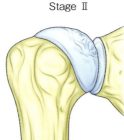 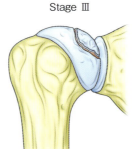 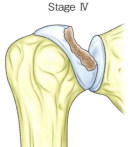 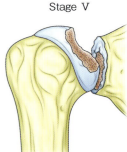

（文献1を参考に作成）

図2 初期例における特徴的なMRI所見

a：T1強調像
b：T2強調像
c：T2STIR

T1低信号，T2高信号の帯状領域を認め，STIRでは周囲に骨髄浮腫像を認める（矢頭）．本症例では経腱板的に骨軟骨移植を行った．

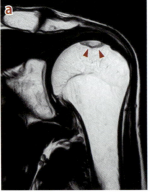 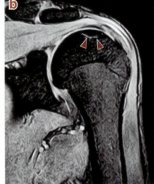 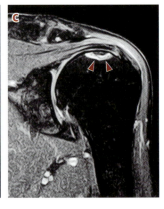

（文献2より許可を得て転載）

図3 Single-Use OATS®

a：外径が6，8，10mmであるレシピエントハーベスター（下）と，内径が6，8，10mmであるドナーハーベスター（上）がペアになっている．
b：叩き込むグラフトドライバー（上）のほうが使いやすい．
c：アライメントロッド（左），タンプ（右）．

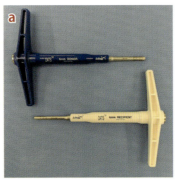 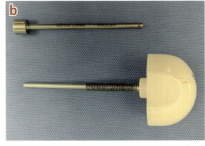 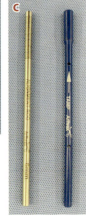

手術手技

1 手術体位

全身麻酔下にビーチチェア位で行うことが一般的である（図4）。通常の肩関節手術と同様に、患側上肢がベッド端より下垂できるような位置にセッティングする。骨軟骨柱を採取したり、移植したりする際にはしっかりと上肢が固定されている必要があるため、患側上肢を固定器［SPIDER Limb Positioner（Smith＆Nephew社）など］で固定したほうが容易である。骨軟骨柱を採取する膝は屈曲したり伸展したりする必要もあるため、下肢全体を消毒する。自家骨を採取する場合は腸骨付近も消毒する。

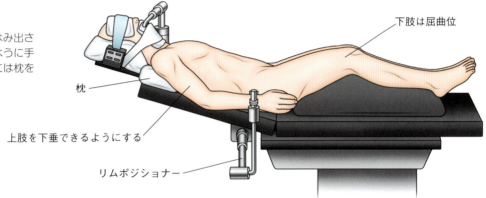

図4 手術体位
患側肩を手術台から少しはみ出させて、上肢を下垂できるように手術台の側方に寄せ、背部には枕を入れて体幹を傾ける。

2 皮切・展開

通常の肩関節前方アプローチで展開する。橈側皮静脈を外側に避けてdeltopectoral approachから進入（図5）、共同筋腱の下面にレトラクターをかけてしっかりと前方を展開する。肩甲下筋を同定し、下端にある上腕回旋動静脈を結紮あるいは焼却し、出血を予防する（図6）。肩甲下筋を小結節付着部の腱性部分で切離、近位の断端にはstrong sutureを1本かけておく。腱板疎部や中部前方関節包を剥離して上腕骨頭を視認したら、肩関節を伸展外旋させて突き上げるようにして、骨頭を前上方に脱臼させる（図7）。

骨頭の表面の軟骨が残っているか、亀裂がないか、確認する。病変部の大きさに応じて、骨軟骨柱を1〜4本採取する。中央部に最も大きな10mmを1本、あるいは中央を囲むように8mmで3本、といったようにデザインする。病変部が大きいときは、プラグの隙間を最大2〜3mmまでは許容し、できるだけ関節面を再建するようにデザインする。

> **Point　コツ&注意点**
> - 細い直径のプラグは採取や打ち込みの際に折損しやすいため、大きな直径のプラグを使用するのが成功のコツである。
> - 男性であれば10mmでも十分採取できるが、女性の場合は8mmあるいは6mmを使用せざるをえないこともある。

図5 皮切

Deltopectoral approachにて前方より進入する。

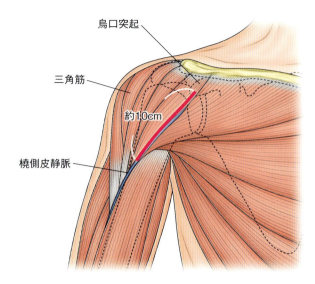

図6 展開

大胸筋と共同筋腱にレトラクターをかけて内側に避ける。展開が十分でない場合は大胸筋の上縁にマーキングを付けて約2cm切離する。上腕回旋動静脈を焼灼あるいは結紮する。
上腕二頭筋長頭を同定し，小結節の位置を確認したら，肩甲下筋の腱性部位を約1cm残して切離する。断端にはstrong sutureを1本かけておく。

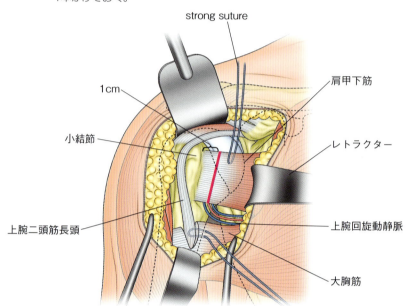

図7 骨頭の脱臼と病変部の確認

腱板疎部や上方関節包などを切離し，上肢を外旋させ突き上げると骨頭が前上方に脱臼してくる。
病変部を確認し遊離体などがあれば摘出する。

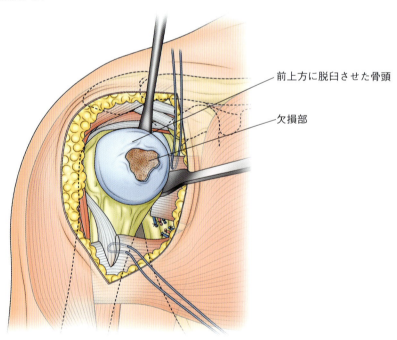

上腕骨骨頭壊死症に対する骨軟骨柱移植術

　病巣部から骨軟骨柱を採取するときはレシピエントハーベスターを関節面に垂直に打ち込み，深層の骨硬化した部分を貫いて正常部分まで採取することが必要である（図8）。欠損が大きい症例では15〜20mmの骨軟骨柱が必要となることもあるため，ドナー採取の際には注意が必要である。

Point コツ&注意点

- 術前に画像から正常海綿骨までの深さを測定しておき，少なくとも5mm程度は正常部まで刺入することが必要である。正確な深さはアライメントロッドを刺入して測定する。

図8 レシピエントプラグの採取

骨頭に垂直にレシピエントハーベスターを当てて打ち込む。あらかじめ病巣部の深さを計測しておき，正常骨に達する深さまで採取する必要がある。

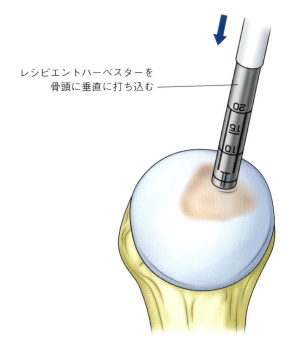
レシピエントハーベスターを骨頭に垂直に打ち込む

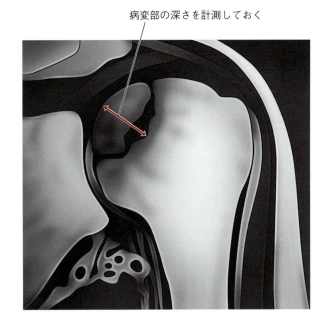
病変部の深さを計測しておく

3 ドナー採取と移植

膝関節外側アプローチで外側滑車部を露出し，軟骨面に垂直にドナーハーベスターを当てて，ハンマーにて必要な深さまで打ち込んで引き抜くとプラグが採取できる(図9)。採取する骨軟骨柱の直径にもよるが，外側滑車部からは3本または4本の骨軟骨柱が採取可能であるが，荷重部から採取しないよう注意する必要がある。膝を最大伸展させたときに，可視できる範囲が非荷重部位であり，屈曲位で採取する際には注意が必要である。

採取したプラグの長さを先端部の隙間から確認し，ドナーハーベスターの先端をレシピエントホールにあてて，まっすぐ打ち込む(図10)。関節面よりも打ち込み過ぎないよう注意し，最後はタンプを用いて，高さを合わせるように調整する。同様の操作を採取したプラグの数だけ繰り返し，関節面を形成する。

軟骨面の再建と壊死骨の除去が除痛に有効である。

Point コツ&注意点

- グラフトデリバリーチューブを先端に使用すれば，打ち込みの方向やプラグの先端がわかりやすい。
- グラフトドライバーで少しずつ叩き込んだほうがスムーズに入るが，打ち込みすぎないような注意が必要である。

図9 ドナープラグの採取

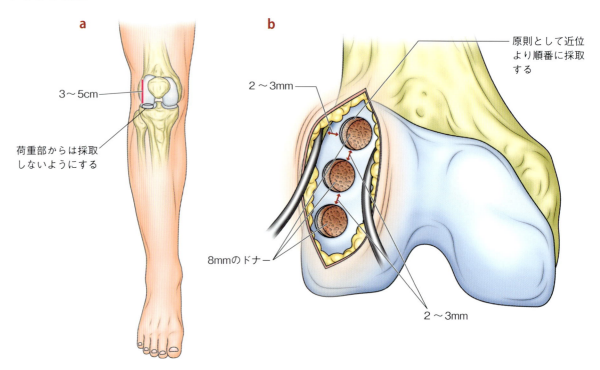

図10 ドナープラグの移植

a：アライメントロッドにて深さと方向を確かめる。
b：グラフトデリバリーチューブを使用すれば先端部の位置の確認が容易である。
c：タンプで叩いて軟骨面の高さを揃える。
d：移植したプラグの間隙は1～2mmであれば問題ない。

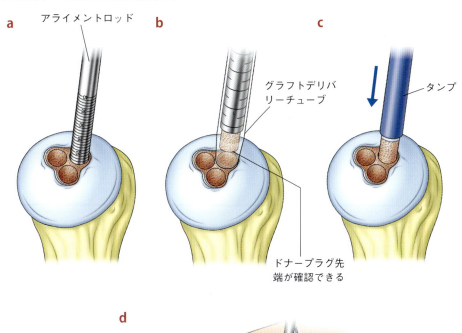

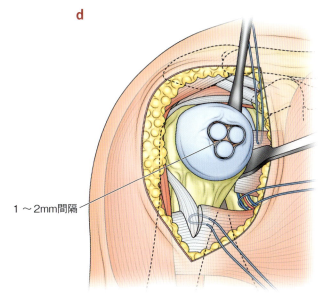

軟骨が残っている症例の対処（図11）

　軟骨が残っていて空洞が大きい症例では，表面が陥没していたり，皺が寄っていたり，圧迫で容易に凹んだりといった所見が認められる。Eye-glass techniqueを用いて[3]，腸骨からの海綿骨を骨移植したのち，骨軟骨柱を移植する。辺縁部からしっかりとパッキングしていくと，陥没した軟骨表面が徐々に持ち上がり，圧迫しても陥凹しなくなる。移植した骨を押さえ込むようにアライメントロッドを挿入し，移植するプラグの長さを計測する。
　骨頭を整復し可動範囲において引っかかりなどの所見がないか，確認する。

関節内に吸引ドレーンを留置し，肩甲下筋を修復する。腱板疎部も簡単に修復する。

ドナー採取部は骨頭から採取した壊死骨や軟骨を破砕して埋め戻す。軟骨下骨のレベルまで移植することで，術後の水腫や痛みなどの合併症を予防することが可能となる。われわれは2本以上採取した場合は吸引ドレーンを留置している。また術後に屈伸した際，軋音が生じる場合は，この縫合部が膝蓋大腿関節（patellofemoral joint；PF関節）にfrictionしていることが多い。関節包や筋膜を修復する際には，内側に落ち込まないように縫合するといった注意が必要である。こうした注意を払っても，ドナー採取部の症状が約15％で認められることは術前に説明しておくべきである[4]。

図11 軟骨が残っている症例の場合

表面の軟骨が残っている症例では軟骨下骨に空洞があり，表面には皺が寄ったり凹んだりしている所見が認められる。採取されたプラグの軟骨直下には亀裂がある。
間隔をあけてレシピエントホールを作製する。空洞部分には骨移植を行い，ドナープラグを移植する。

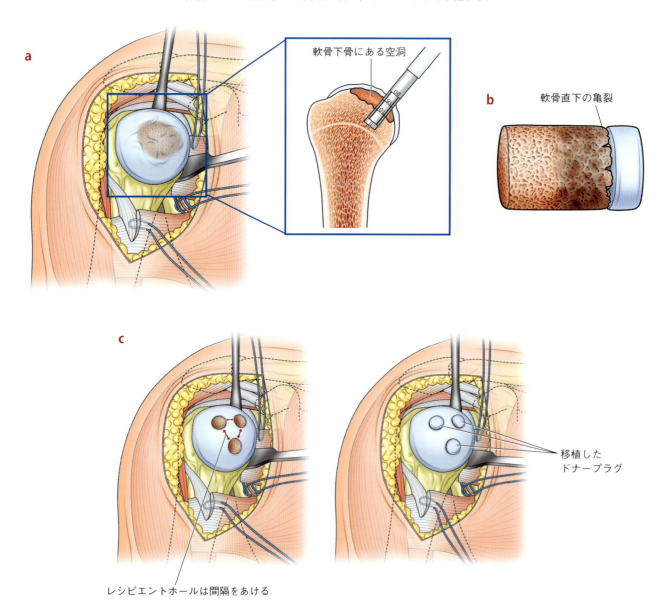

後療法

下垂内旋位固定を約2週間行い，他動より可動域訓練を開始する。上肢への荷重は2カ月から，日常生活での使用制限は3カ月までとする。

文献

1）Cruess RL. E Experience with steroid-induced avascular necrosis of the shoulder and etiologic considerations regarding osteonecrosis of the hip. Clin Orthop Relat Res 1978；130：86-93.

2）向井章悟，中川泰彰. 自家骨軟骨移植にて上腕骨頭特発性骨壊死を治療した1例. 肩関節 2023；47；438-41.

3）Yabumoto H, Nakagawa Y, Mukai S. Surgical Technique and Clinical Outcomes of Osteochondral Autograft Transplantation for Large Osteonecrotic Lesions of the Femoral Condyle With Residual Normal Cartilage: The Eyeglass Technique. Orthop J Sports Med 2019；7：2325967119872446.

4）Nakagawa Y, Mukai S, Setoguchi Y, et al. Clinical Outcomes of Donor Sites After Osteochondral Graft Harvest From Healthy Knees. Orthop J Sports Med 2017；5：2325967117732525.

II 肩・肘

胸郭出口症候群に対する
内視鏡アシスト下第1肋骨切除術

慶友整形外科病院　**高橋　啓，古島弘三**

手技の Point

▶ アプローチは胸壁に沿って進入する。

▶ 手技一つひとつを丁寧に，特に止血は十分に行い良好な視野で手術を進める。

▶ 前斜角筋切離時および胸膜から第1肋骨剥離時に胸膜損傷が生じやすいため，特に注意する。

introduction

　胸郭出口症候群(thoracic outlet syndrome；TOS)は症状が多彩であり，手術適応に関するコンセンサスはいまだない。手術適応に関しては術者の技術も左右されるが，近年TOSの手術療法は徐々に認知されるようになってきており，TOSに対する手術方法もいくつか報告されている。そのなかで，直視下での手術では十分な視野が確保しにくく，術中ならびに術後合併症が14〜34％に発生するとの報告がある[1-3]。そのためより安全な手術をめざし，当院では古島が2012年から内視鏡手術をオリジナルで確立し，内視鏡アシスト下による第1肋骨切除術を行っている。

　内視鏡使用の利点は，安全で微細かつ正確な手術操作が可能となったこと，解剖学的バリエーションが詳細にわかり病態の解明に寄与していること，助手と術野をモニター上で共有し，技術伝承が容易になったことが挙げられる。当院では内視鏡を用いた第1肋骨切除術を1,200例以上行い，良好な成績を得ている[4]。本項では当院におけるTOSの診断，各種検査所見および手術適応と第1肋骨切除術の手術手技を述べる。

TOSの診断

　TOSの診断は総合的に判断されるが，問診と身体所見である程度絞られる。追加で画像診断を行い確定診断としている。

問診

　主訴は多岐にわたるが，書字や歯磨き，シャンプー・ドライヤーが困難でないか，電車のつり革をもつ動作，洗濯物干し動作，携帯電話の使用が困難でないかなど日常生活動作で困っている動作がないかを問診をする。さらに，TOSによる症状のなかには片頭痛・めまい・立ちくらみなども合併しており有用な問診である。さ

手術Step

1　手術体位の確保(p.132)

2　皮切から斜角筋三角底辺部の展開(p.133)

3　ISDの計測，前斜角筋および中斜角筋の切離(p.134)

4　第1肋骨を胸膜から剥離し露出(p.136)

5　第1肋骨部分切除(p.137)

6　胸膜から中斜角筋を切離し腕神経叢圧迫の解除(p.138)

7　神経血管束の癒着剥離(p.138)

8　胸膜損傷の確認(p.139)

らにスポーツ選手，特に野球選手であれば，ボールがすっぽ抜ける，球数が増えると腕がしびれて力が入らないかなどを聴取するとよい。

身体所見

一般的な神経学的所見に加え，斜角筋三角，鎖骨上窩，小胸筋部，および四辺形間隙の圧痛は腕神経叢の刺激症状として重要な所見である。特殊テストとしてWright test，Roos testは有用である。特にRoos testはわれわれのTOSの診断として感度が高く重視しているテストであり，毎秒1回のペースでの手指開閉が30秒を下回る症例では症状が重症な例が多く，保存療法に対する抵抗性の判断にも有用である。なお，Roos testの際は手掌蒼白の有無も確認し，蒼白になればTOSの可能性が高い。そのほか，血管性TOSに有用な身体所見もあるが，参考にする程度である。

画像所見

臨床所見からTOSが疑われた場合，全例で超音波検査を行っている。検査では第1肋骨上における前・中斜角筋間距離（interscalene distance；ISD，図1）の計測と，鎖骨遠位部の鎖骨下動脈2nd partでの血流速度（peak

図1 前・中斜角筋間距離（ISD）の計測

a：ISDの計測
b：超音波エコー画像（本症例はISD：6mm）
MS：中斜角筋，BP：腕神経叢，A：鎖骨下動脈，AS：前斜角筋，ISD：前・中斜角筋間距離

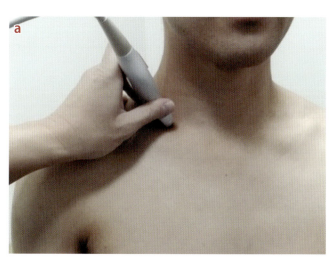
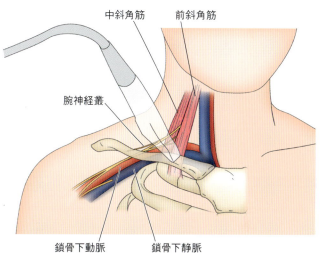
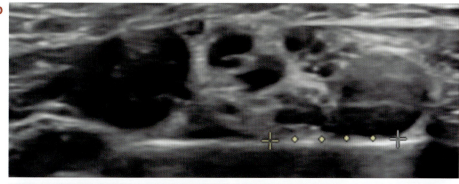
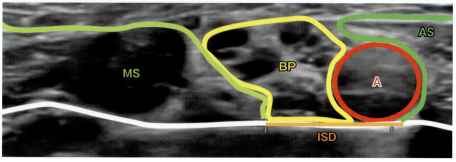

systolic velocity；PSV）測定を3肢位（下垂位，ABER位，最大挙上位，図2a〜c）で行っている。また，静脈血栓の有無も同時に確認する。ABER位や最大挙上位でPSVが途絶している症例も存在する（図2d, e）。ISDの解剖学的平均距離は約10mmと報告されているが[5]，多くのTOS症例ではISDは狭くなっている。単純X線やCT検査では，第1肋骨低形成，頸肋，第1，2肋骨癒合や第1肋骨疲労骨折といった解剖学的奇形の有無が確認できる（図3）。また，Pancoast腫瘍などの腫瘍性病変は生命予後に関与するため単純X線やCT検査で必ず除外しておく必要がある。保存療法で症状の著明な改善が得られず手術となる場合は，胸郭出口部の造影3D-CT撮影を行っている。3D-CTにおいて上肢挙上位での肋鎖間隙の狭小化を確認し（図4），造影3D-CTで鎖骨下動脈の血管狭窄や途絶像（図5）がみられればTOSは明らかである。

Point コツ&注意点

- 第1肋骨低形成，頸肋，第1，2肋骨癒合，第1肋骨疲労骨折がある症例は，神経や血管が周囲組織と癒着がみられ異常線維が存在することが多く，手術の難易度が格段にあがるため経験を要する。また，鎖骨下動脈から分岐する側副血管が術野に存在することがあり，血管損傷のリスクとなる。そのため，術前の3D-CTさらには造影CT検査による画像確認は重要である。
- 保存治療で効果が得られない場合は手術加療を行うことがある。

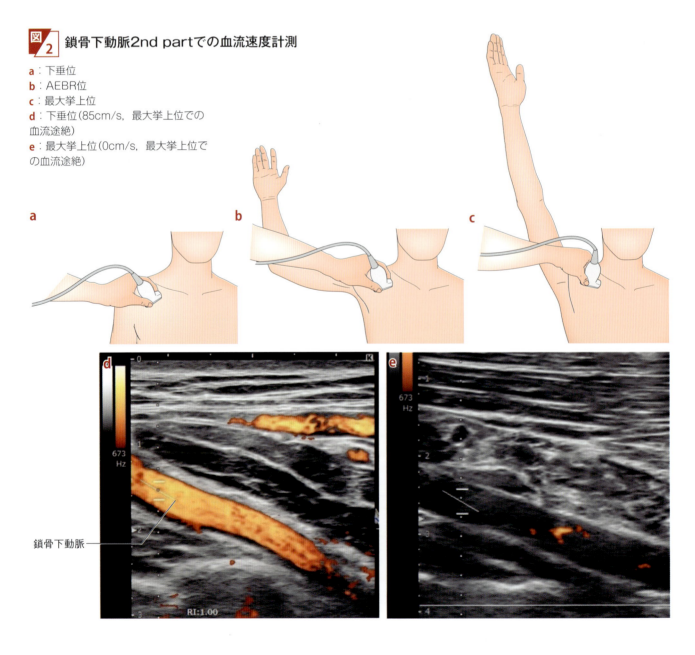

図2 鎖骨下動脈2nd partでの血流速度計測
a：下垂位
b：AEBR位
c：最大挙上位
d：下垂位（85cm/s，最大挙上位での血流途絶）
e：最大挙上位（0cm/s，最大挙上位での血流途絶）

図3 解剖学的奇形

a：両側第1肋骨低形成
b：両側頚肋
c：左第1,2肋骨癒合
d：右第1肋骨疲労骨折

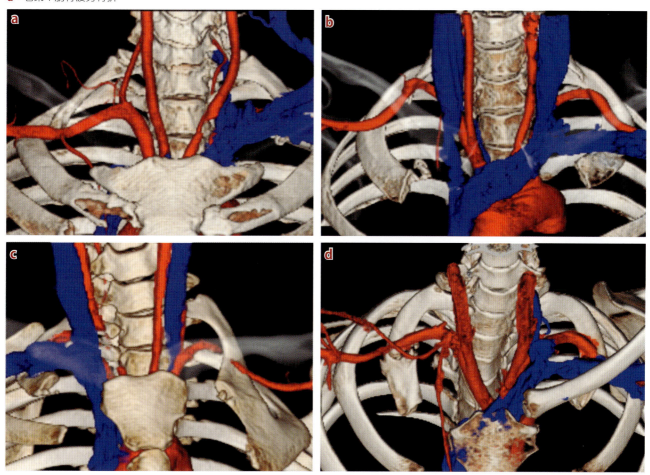

図4 肋鎖間隙の狭小化

同一人物での下垂位(a)，挙上位(b)による肋鎖間隙狭小化の違い(両矢印，挙上位で肋鎖間隙が狭小化する)。
a：下垂位
b：挙上位

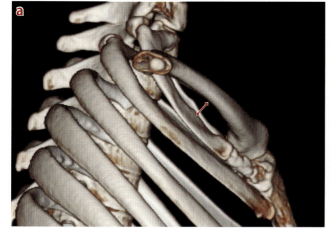
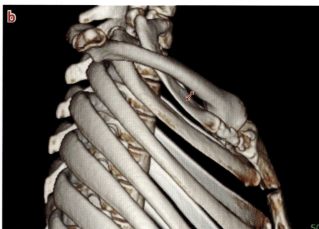

図5 胸郭出口部造影CTでの鎖骨下動脈途絶像（矢印）

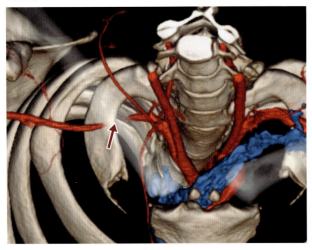

手術適応

- 日常生活に支障が出て困っている。
- 3カ月以上の保存療法（理学療法，薬物療法，注射）後も症状の改善に乏しい。
- 造影CTにおいて鎖骨下動脈に明らかな狭窄あるいは閉塞がある。
- スポーツ選手で症状の出現によりパフォーマンスが発揮できない。

使用する手術器具

- SPIDER 2 Limb Positioners®（Smith＆Nephew社）
- オクトパス万能開創器（ユフ精器株式会社）
- 関節鏡（30°斜視鏡，径4mm）
- Disposable Electrosurgical hand control Pencil with 340mm L-shaped non-stick Endo Hook（End Hook, SINMED社）
- オリジナルラスパトリウム（骨膜剥離子）：Furu Model

手術手技

1 手術体位の確保

全身麻酔下，側臥位でSPIDER 2 Limb Positioners®（Smith＆Nephew社）を使用し，上肢を牽引し肩甲骨を持ち上げ肋鎖間隙が広がるようにする（図6）。

図6 側臥位，上肢をSPIDER 2 Limb Positioners®により牽引し体位を確保

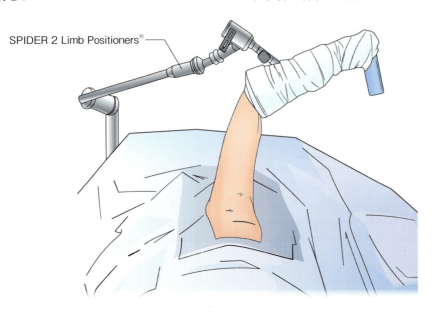

2 皮切から斜角筋三角底辺部の展開

皮切は第3〜4肋骨高位で5〜8cm行う（図7）。Transaxillary approachで進入し，胸壁に沿って止血を十分に行いながらケリーで展開する。ある程度視野が確保できた後に上肢を牽引し，オクトパス開創器によって創縁を広げ，深部の視野を確保する。内視鏡ポータルは広背筋の後上方に作製し，カニューラを挿入する。術者と助手がモニターで画像を共有し（図8），術者は内視鏡下で鎖骨下動脈と鎖骨下静脈の拍動を目安に，その周囲をケリーとツッペルなどで剥離展開する。こまめに止血をしながら微小出血を処置しておく。

Point コツ&注意点

- 皮切後の展開は胸壁方向（直下）に向かい，胸壁に沿って第1肋骨へ展開していくと視野が確保しやすい。脂肪が多い場合，神経血管束の位置がわかりづらいことがある。動静脈の拍動を目安に展開を進める。
- 深部の展開を進めるにあたり，前胸部方向へ向かいやすいため体位を考えながら頚椎方向に向かって進めていく。動静脈の拍動が確認できたら，注意深く剥離・止血を行うことがきれいに展開をするコツである。

図7 皮切（working spaceと内視鏡ポータル）

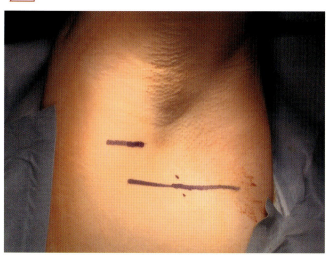
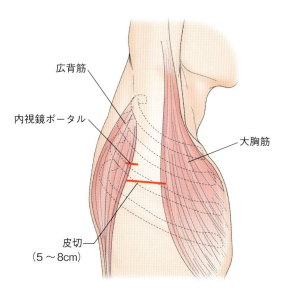

図8 術中の術者と助手

モニターで画像を共有し手術を進める。

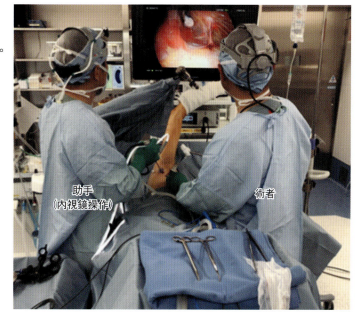

3 ISDの計測，前斜角筋および中斜角筋の切離

　その後，第1肋骨と前・中斜角筋の解剖学的関係と形態（前・中斜角筋の肥大，異常線維や最小斜角筋の有無，神経血管束の走行）などを確認し，メジャーでISDの計測を行う（**図9**）。なお，神経血管束は鎖骨下動脈とTh1神経の位置関係によって3つのtype（parallel, oblique, vertical）に分類している[6]（**図10**）。小ガーゼで鎖骨下動脈および神経を保護し（**図11a**），直角ケリーで前斜角筋をすくい上げ焼灼後切離する（**図11b, c**）。

Point コツ&注意点

- 鎖骨下静脈と前斜角筋の境界を明瞭にしてから前斜角筋をすくい上げる。胸膜および鎖骨下動脈を直角ケリーで突き刺さないように斜角筋切離時はケリーをしっかりと把持する。前斜角筋が非常に太い症例もあるので，一度で切離しようとせず何回かに分けて切離を行う。
- 前斜角筋は胸膜に付着している部分があり，前斜角筋切離を行う際は胸膜損傷を避けるため胸膜側で切離しすぎないように注意する。
- 斜角筋は血流が豊富であるため，切離する際はバイポーラーで止血後に切離を行うと出血が少ない。

図9 ISDの計測と神経血管束分類の確認
（本症例はISD：8mm，parallel type）

AS：前斜角筋，MS：中斜角筋，N：神経，A：鎖骨下動脈，V：鎖骨下静脈，1stRib：第1肋骨

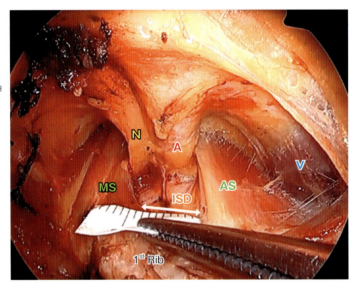

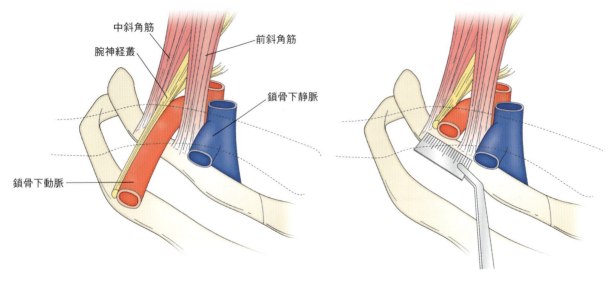

図10 神経血管束分類

a：Parallel type
b：Oblique type
c：Vertical type
A：鎖骨下動脈，N：Th1神経，AS：前斜角筋，MS：中斜角筋，V：鎖骨下静脈

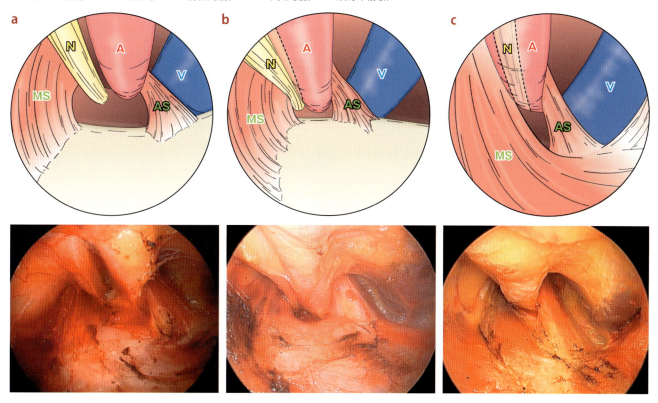

図11 ガーゼによる神経血管の保護と前斜角筋の切離

a：ガーゼによる神経血管の保護
b：前斜角筋を拾い上げている。
c：前斜角筋切離後
AS：前斜角筋，N：神経，A：鎖骨下動脈，V：鎖骨下静脈，1stRib：第1肋骨

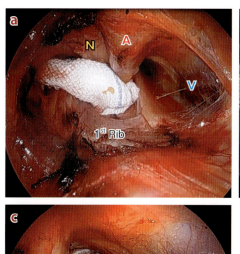
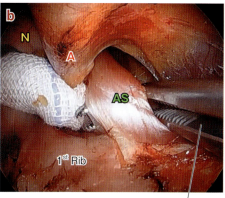
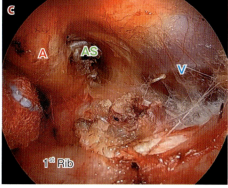

直角ケリー

4 第1肋骨を胸膜から剥離し露出

　前斜角筋切離後に鎖骨下動静脈部および神経と中斜角筋間に小ガーゼを詰めて神経血管束を保護する(図12a)。その後、ツッペルで中斜角筋に緊張をかけながら、Endo Hookを用いて第1肋骨から中斜角筋をカメラで目視ができる後方まで剥離する(図12b, c)。なお、後方の展開時に後斜角筋および前鋸筋の肥大により視野の確保が困難な場合は、後斜角筋と前鋸筋をEndo Hookで部分切離する場合もある。その後、第1肋骨外側縁をEndo Hookで露出させ、壁側胸膜を骨膜下に柄付きラスパトリウムで剥離し、第1肋骨を全周に露出する(図12d)。

Point コツ&注意点
- 中斜角筋剥離時はツッペルで常時神経血管束を保護しながら、盲目的にならないように内視鏡で剥離部を確認する。

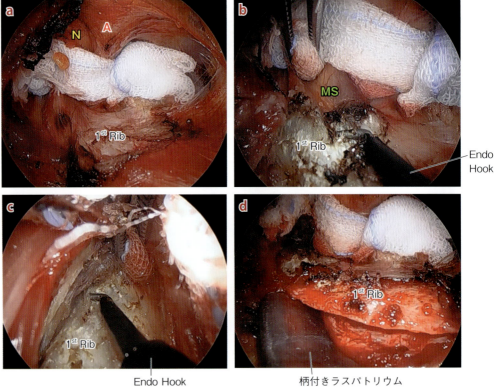

図12 ガーゼによる神経血管の保護と中斜角筋の切離，第1肋骨の露出

a：ガーゼによる神経血管の保護
b：中斜角筋を第1肋骨から剥離
c：第1肋骨後方の中斜角筋の剥離
d：露出した第1肋骨
MS：中斜角筋，N：神経，A：鎖骨下動脈，1st Rib：第1肋骨

5 第1肋骨部分切除

【動画】
右第1肋骨切除

第1肋骨をリウエルでpiece by pieceに部分切除する（図13a，b）。切除範囲は前・中斜角筋停止部の全範囲までを基本とするが，後方は第1肋骨切除部と神経が接触しないところまでを目標とする（図13c，d）。ただし，後方に進むと視野が悪くなり側副血管も存在する場合があるため，展開は十分注意する。第1肋骨切除後の断端には肋骨再生予防と止血を目的にボーンワックスを塗布し止血をする。

Point コツ&注意点

- まず第1肋骨部分切除で第1肋骨を貫通させると第1肋骨の可動性が出て肋骨の裏面を剥離展開しやすくなる。一方で，その際に胸膜損傷が起こりやすい部位でもあるため，慎重に操作をしなければならない。

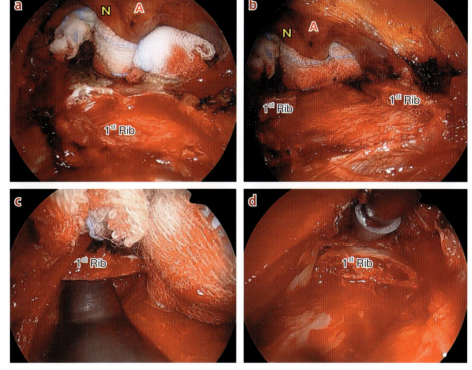

図13　第1肋骨切除
a：第1肋骨の切除
b：第1肋骨前方の切除後
c：第1肋骨後方展開
d：第1肋骨後方の切除後
N：神経，A：鎖骨下動脈，1stRib：第1肋骨

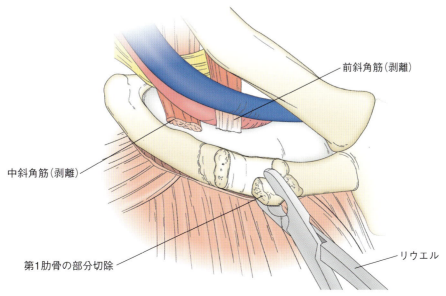

6 胸膜から中斜角筋を切離し腕神経叢圧迫の解除

　第1肋骨を後方まで切除した後も胸膜に付着している中斜角筋が神経を圧迫していることがある。神経から中斜角筋をケリーで剥離する(図14)。必要に応じて直角ケリーで中斜角筋をひろい上げ，焼灼後に切離する。

Point コツ&注意点
- 中斜角筋と神経の剥離の際に出血しやすい。術後血腫の原因となるため切離して収縮した中斜角筋断端の止血は丁寧に行う。

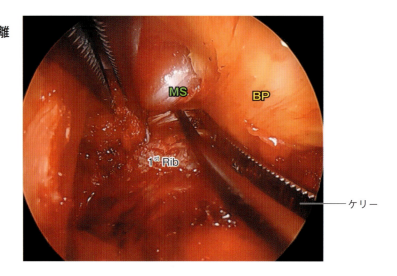

図14 神経から中斜角筋の剥離
MS：中斜角筋，BP：腕神経叢，
1stRib：第1肋骨

7 神経血管束の癒着剥離

　鎖骨下動脈と神経叢の間は軟部組織で癒着しているため，ケリーで剥離する(図15a)。最小斜角筋や異常線維などがあれば切離する(図15b，c)。内視鏡を用いるとC6〜T1までの神経叢を確認することが可能である。十分に胸郭出口部の神経および血管の緊張を解除すると，T1神経と鎖骨下動脈間が広がるのが確認できる(図15d)。

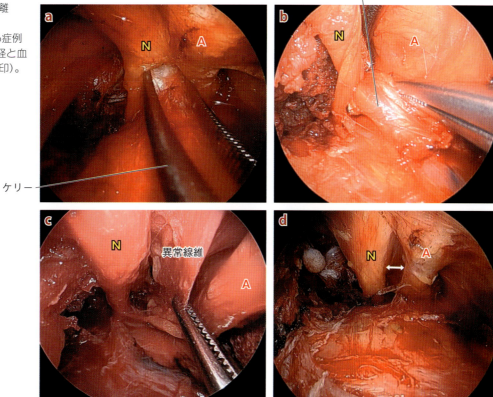

図15 神経血管間の癒着剥離，最小斜角筋や異常線維の切離

a：Th1と鎖骨下動脈の癒着剥離
b：最小斜角筋の症例
c：神経血管間に異常線維のある症例
d：第1肋骨後方の切除後。神経と血管の広がりが確認できる（両矢印）。
N：神経，A：鎖骨下動脈

8 胸膜損傷の確認

　洗浄前に生理食塩水を術野に充満させ，麻酔科医に肺を加圧してもらい気泡の有無を確認（bubbling test）する。また，肺の加圧をやめて生理食塩水の液面低下の有無を確認する。さらに，超音波エコープローブを滅菌袋で覆い肋骨間に当て，胸膜のslidingを確認する。気泡が出現する場合や，生理食塩水が胸腔内へ吸い込まれ液面が低下する場合，エコーでのslidingが確認できない場合には胸膜損傷の可能性があるため，術中に胸部X線を撮影し気胸の有無を確認する。術中操作で胸膜損傷部位が明らかな場合は，対処として皮下などから損傷径より大きな脂肪塊を採取し，呼気最終時の肺が陰圧となるタイミングで胸膜損傷部に留置し損傷部を塞ぐ。胸部単純X線像で気胸が明らかな場合は，胸腔ドレーンを1～2日間留置する。胸膜損傷がなければペンローズドレーンを留置し閉創する。術後は胸部単純X線像を撮影し，気胸や縦隔気腫がないことを再度確認する。

Point コツ&注意点
- 胸膜損傷は少なからず起こりうる合併症の一つであるため，術前に胸腔ドレーン留置の準備（手技と物品）は必ずしておく。
- 内視鏡の導入および手術手技の向上により，現在では気胸発生率は約2％と減少しており安全な手術が可能となっている。

後療法

手術当日は病室内歩行，翌日には院内歩行を許可する。翌朝に胸部単純X線像で気胸や縦隔気腫がないか再度評価する。通常術後3〜4日で退院となるが，術後4週間は安静を指示している。その後，症状を確認し日常生活や軽い運動を始めていく。スポーツ選手の場合，完全復帰は術後3カ月を目安としている。なお，術後早期の仕事復帰などで症状の再燃する例があるため，早期復帰には注意する。

終わりに

術後早期に症状が劇的に改善する症例も数多く経験しており，精神疾患などと診断され未治療で経過観察となっている症例も少なくない。長年症状で苦しんでいる方の人生を変えうる効果の高い手術と考える。手術を始める際は大血管周囲を操作するため手術経験のある助手がアシストすることを勧める。オーバーヘッドアスリートのみならず，非スポーツ症例も多く存在しており，手術手技の習熟とともにTOSの診断も重要である。

文献

1）Roos DB. Transaxillary approach for first rib resection to relieve thoracic outlet syndrome. Ann surg 1996；163：354-8.

2）Mingoli A, Feldhans RJ, Farina C, et al. Long-term outcome after transaxillary approach for thoracic outlet syndrome. Surgery 1995；118：840-4.

3）Han S, Yildirim E, Dural K, et al. Transaxillary approach in thoracic outlet syndrome: the importance of resection of the first-rib. Eur J Cardiothorac Surg 2003；24：428-33.

4）Furushima K, Funakoshi T. Endoscopic-assisted transaxillary approach for first-rib resection and neurolysis in thoracic outlet syndrome. Arthroscopy Tech 2021；10：e235-40.

5）古島弘三，井上　彰．胸郭出口症候群の診療における超音波診断装置の活用．関節外科 2019；38：1032-40.

6）Furushima K, Funakoshi T, Kusano H, et al. Endoscopic-assisted transaxillary approach for first rib resection in thoracic outlet syndrome. Arthrosc Sports Med Rehabil 2021；3：e155-62.

基本的手術手技

基本的手術手技

少しでも長く残せる断端形成術の工夫

奈良県立医科大学玉井進記念四肢外傷センター　**河村健二**

切断指に対する治療方針

切断指に対する理想的な治療は再接着術である。再接着術の絶対適応は，母指切断，複数指切断，小児例とされている。欧米では母指を除いた単指切断は，失っても機能的損失が少ないことや再接着後の可動域制限，知覚障害，疼痛などの後遺症が手全体の機能に悪影響を及ぼす可能性があるために，再接着術の適応とならない場合が多い。一方，日本では単指切断であっても患者や家族の希望により再接着術が適応される場合が多い。しかしながら，挫滅が著しい場合や指尖部の切断は，技術的に再接着術が困難なために断端形成術が適応となる場合がある。一般的な断端形成術では，切断端を十分な軟部組織で被覆できるように，骨の追加切除が必要となるが，その結果として，指の短縮や関節機能を失い，整容的にも機能的にも不満が残る場合が少なくない。少しでも長く残せる断端形成術の工夫として，切断端を有茎皮弁で被覆する方法がある。特に，指尖部切断に対しては，有茎皮弁を用いることで爪の温存が可能となり，再接着術と同等の結果を得ることも可能である。

切断指に対する有茎皮弁移植術の適応

切断指に対する有茎皮弁移植術は，玉井分類zone 1の指尖部切断が最もよい適応である。通常，zone 1の切断では，爪母は損傷を免れているので，末節骨長を温存すれば爪の伸長が期待できる。切断面が水平な横切断であれば，指掌側皮膚の前進皮弁が適応される。切断面が斜めで掌側の皮膚欠損が大きい場合には，逆行性指動脈皮弁が適応される。切断指から皮膚と脂肪を取り除き，末節骨と爪床のみを移植して皮弁で被覆する方法は，graft on flap法あるいはreposition flap法とよばれるが，本法を用いれば，さらに指の長さを温存することが可能となる。

指尖部切断に対する有茎皮弁移植術の基本手技

指尖部切断に対する掌側前進皮弁はさまざまな方法が報告されているが，母指に対してはVY形成を併用した掌側前進皮弁，指に対してはoblique triangular flapが，手技が容易で皮弁の前進距離も大きく使用しやすい。逆行性指動脈皮弁は，固有指動脈間の交通枝を介した逆行性血流を利用した皮弁であり，手技は前進皮弁より煩雑となるが，より大きな皮弁が作製可能である。

母指に対する掌側前進皮弁

母指の両側の側正中線に遠位から切開線をデザインし，近位の母指手掌指節皮線に近づくに従って切開線を掌側にずらすように斜めとし，母指手掌指節皮線の約2cm近位部で切開線を合流させる（図1a）。手術は駆血帯を使用して行う。皮弁は遠位から近位に向かって挙上するほうが容易である。腱鞘の上で皮弁を剥離すれば，皮弁側に必ず神経血管束が含まれる（図1b）。皮弁の基部では，脂肪組織と一緒に神経血管束を剥離して可動性を得る。駆血帯を解

少しでも長く残せる断端形成術の工夫

図1 母指掌側前進皮弁
a：皮弁のデザイン，b：皮弁の作製，c：皮弁で断端を被覆，d：術後の状態。

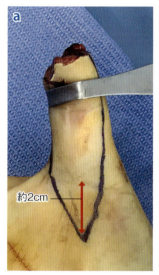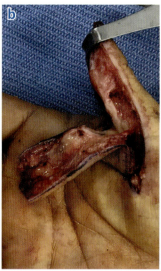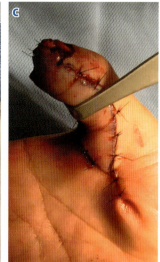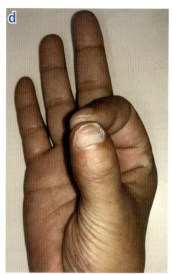

図2 Oblique triangular flap
a：皮弁のデザイン，b：皮弁の作製，c：皮弁で断端を被覆，d：術後の状態。

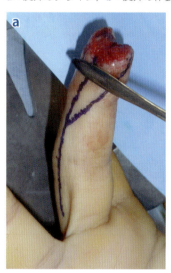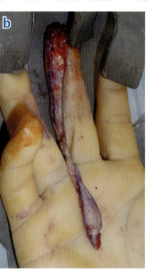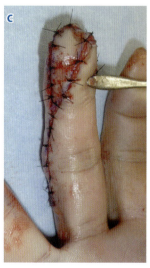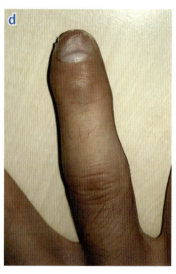

除して皮弁の血行が良好であることを確認する．皮弁は約15mmの前進が可能であり，ＶＹ形成となるように皮膚を縫合する(図1c)．皮弁で断端を被覆することで母指の長さが温存可能となる(図1d)．

指尖部切断に対するoblique triangular flap

　皮弁を指の橈尺側のどちらかにデザインするが，尺側にデザインしたほうが術後に傷が目立ちにくい．指の側正中の切開線と交差する三角形の皮弁をデザインする(図2a)．手術は駆血帯を使用して行う．皮弁は遠位から近位に向かって挙上するほうが容易である．腱鞘の上で皮弁を剥離すれば，皮弁側に必ず神経血管束が含まれる(図2b)．脂肪組織と一緒に神経血管束を中枢に向かって剥離して可動性を得る．駆血帯を解除して皮弁の血行が良好であることを確認する．無理のない皮弁の前進距離は約10mmであり，それ以上では術後に近位指節

図3 逆行性指動脈皮弁

a：皮弁のデザイン，b：皮弁の作製，c：皮弁で断端を被覆，d：術後の状態。

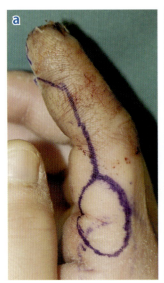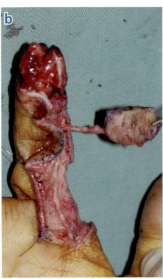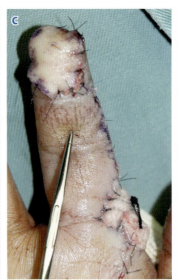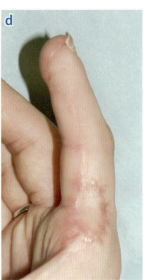

間関節（proximal interphalangeal joint；PIP関節）の屈曲拘縮が生じる可能性がある。ＶＹ形成となるように皮膚を縫合する（図2c）。皮弁で断端を被覆することで指の長さが温存可能となる（図2d）。

逆行性指動脈皮弁

指の基節部側面の橈尺側のどちらかに島状皮弁をデザインし，側正中の切開線を指尖部まで追加する（図3a）。手術は駆血帯を使用して行う。皮弁は近位から遠位に向かって挙上する。皮弁の近位部で指動静脈を結紮し，血管茎となる指動静脈を横連合枝が存在する中節骨中央部まで剥離する（図3b）。指動静脈周囲に脂肪組織を付けておくと，皮弁の鬱血をきたしにくい。指神経は血管茎から剥離して温存する。駆血帯を解除して皮弁の血行が良好であることを確認する。皮弁を指尖部に縫合したのちに皮膚を閉鎖する（図3c）。皮弁採取部には前腕などから植皮を行う（図3d）。

より長く残すためのgraft on flap法

Graft on flap法は，玉井分類zone 1の切断指において指と爪を，より長く残したい場合に有用な方法である（図4a）。本法は，受傷直後でなくても，再接着を試みたが生着が困難と判断した数日後に行うことも可能である。切断指から皮膚と脂肪組織を取り除き，爪床付きの末節骨をKirschner鋼線で断端に固定する（図4b）。前述のいずれかの方法で挙上した皮弁で，移植した末節骨を被覆する（図4c）。皮弁は爪床あるいは爪に縫合する（図4d）。指がより長く温存されるために，皮弁単独よりも整容的に優れている（図4e）。

図 4 Graft on flap法

a：母指の指尖切断。
b：末節骨をKirschner鋼線で固定。
c：皮弁で末節骨を被覆。
d：皮弁を爪床に縫合。
e：術後の状態。

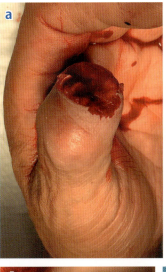
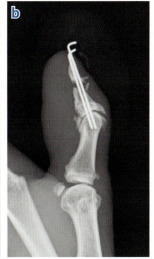
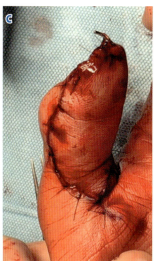
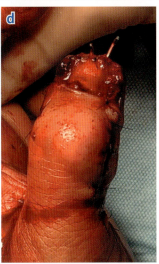
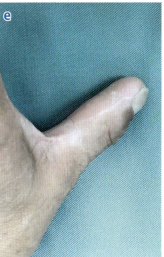

文献

1) Hattori Y, Doi K, Ikeda K, et al. A retrospective study of functional outcomes after successful replantation versus amputation closure for single fingertip amputations. J Hand Surg Am 2006；31：811-8.
2) Nakanishi A, Omokawa S, Kawamura K, et al. Tamai Zone 1 Fingertip Amputation: Reconstruction Using a Digital Artery Flap Compared With Microsurgical Replantation. J Hand Surg Am 2019；44：655-61.
3) Nakanishi A, Omokawa S, Iida A, et al. Predictors of Proximal Interphalangeal Joint Flexion Contracture After Homodigital Island Flap. J Hand Surg Am 2015；40：2155-9.
4) Kaji D, Omokawa S, Nakanishi A, et al. Patient Satisfaction and Hand Performance Following Fingertip Reconstruction: A Retrospective Cohort Study. J Reconstr Microsurg Open 2017；2：e78-e82.
5) Nakanishi Y, Kawamura K, Omokawa S, et al. Clinical outcomes of reposition flap transfer for fingertip amputation. Eur J Orthop Surg Traumatol 2024；34：1627-34.

基本的手術手技
ばね指の腱鞘切開術

笠岡第一病院整形外科, 手外科・上肢外科センター　**橋詰博行, 門田康孝**
笠岡第一病院放射線科, 画像診断センター　**笹井信也**

Introduction

　ばね指は日常よく遭遇する疾患であり, 保存療法でよくならない例, 症状が強い例では手術を行う。開放手術と経皮腱鞘切開が行われるが, 最小侵襲手術として経皮的に行われるようになってきている。

手技のポイント
①腱走行の直上で操作する。ずれると橈尺両側とも神経・血管束が待っている。
②表面解剖, 特に手掌皮線の位置よりA1プーリー近位端の位置が想像できるように訓練する。
③開放手術では各指で皮切のデザインが異なり, 横切開でなく拡大可能なJ字皮切とする。
④開放手術ではA1プーリーの切離ではなく中央1/3程度を切除する。
⑤最後に他動・自動運動させて, 引っかかりがないか確認する。

術前情報

診断と手術適応
　病態は疼痛のみの腱鞘炎からクリックや弾発現象, 屈曲拘縮あるいは伸展拘縮まで種々である。弾発現象までは診断は容易であるが, 屈曲・伸展障害の場合, 関節拘縮をはじめとする種々の病態を鑑別する。初期はばね指でも拘縮が強い場合には拘縮としての手術適応となる。また, 関節リウマチなどで腱滑膜の増生が強い場合には滑膜切除を要する。深指屈筋腱の結節形成により浅枝屈筋腱のchiasmaで引っかかるため, 指を屈曲させると遠位指節関節(distal interphalangeal joint；DIP関節)が伸展するparadoxical extensionが起こる[1]。この場合にはA1プーリーの開放では対処できない。さらに, 母指の屈曲障害では腱損傷, 前骨間神経麻痺なども鑑別に上がる。可動域がわずかであっても, 腱緊張を確認することがばね指を確定するのに大切となる。
　重症度を**表1**のように分類し[2], Grade 2〜5が手術適応となる。

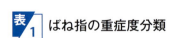
表1　ばね指の重症度分類

Grade 1	triggering(−), only tender or click
Grade 2	triggering(+), easily and actively correctable
Grade 3	triggering(+), actively correctable with difficulty
Grade 4	fixed but correctable by the other hand with triggering
Grade 5	fixed and uncorrectable(a：flexion type, b：extension type)

(文献2より引用)

術式選択(手術の適応と禁忌)

開放手術と経皮腱鞘切開があるが,経皮的に行うことが多くなっている。開放手術は経皮的に満足な成績でない場合(多くは伸展制限の残存)に腱剥離も含めて行う。

術前計画

手掌側から見た皮線から深部組織に至る解剖を立体的によく理解する。腱が手根管遠位出口に輻湊しているため,特に示指と小指では指の長軸延長上には腱がないことを理解する(図1)。

皮線とA1プーリーの位置

青線:A1プーリー,赤線:皮切。

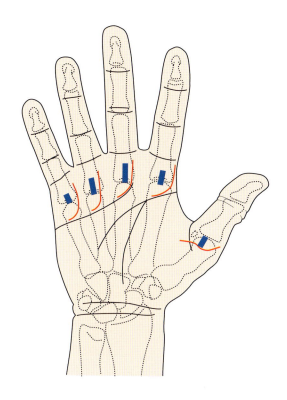

【動画1】
手の解剖

手術に必要な解剖

表面解剖から深部までの特に浅深方向の解剖イメージが必要である。すなわち中手指節関節(metacarpophalangeal joint;MP関節)周辺の皮線の位置から手掌腱膜・腱鞘・腱および骨まで水平方向から深部までの解剖を理解する。

> **Point コツ&注意点**
> ●手掌の皮線から腱,骨まで位置関係を確認する。斜めに傾けた像で立体的に理解する(動画)。

手術手技

皮切による腱鞘切開(開放手術)

- **体位と止血帯・麻酔**

  仰臥位,手台使用,局麻下に患肢挙上両手で軽く駆血後,空気止血帯使用する。

- **皮切**

  皮切は母指では手掌指節皮線を通る横切開〜緩いS字切開(右側では基節部橈側より切開する逆S字となる),示〜小指では腱長軸に沿った縦皮切から遠位手掌皮線に沿ったJ字切開を用いる(図1)。

- **体位**

  患者は仰臥位で，術者は利き手が患者手指の近位に位置するように座る。母指では指腹に正対する位置で操作する。

経皮腱鞘切開

- **体位**

  仰臥位で行うが母指は前腕を回外させて母指の掌側をできるだけ上方に正対させる。

- **マーキング**

  屈筋腱を術者の示・中指の間に挟み屈曲させて走行を確かめ，その中央にマーキングを行う。いずれも腱の手根管遠位出口への輻湊を考えて走行を確認する。弾発現象の起こる場所とA1プーリーの近位の入口部をマーキングする。母指は手掌指節皮線の3mm近位，示指は近位手掌皮線の3mm遠位，その他の指は遠位手掌皮線の3mm遠位を目安とする。経皮腱鞘切開に用いる18G針の刺入位置はこの位置より2mm遠位とする[2,3]。

- **消毒**

  患肢全体を上腕まで広範囲に消毒し，滅菌した穴あき敷布を肘の位置でかける。

- **麻酔**

  27G針を用いて1%キシロカイン®など局所麻酔薬を，刺入部の皮下および滑液鞘内に2〜3cc注入する(図2)。

- **手技**

  18G針を用いてマーキングを参考に刺入点から斜めに刺入する[4]。腱鞘までの深さは5〜7mmでそれ以上に深く刺入して骨に当たるようであれば，長軸からずれ刺入方向も間違っている。腱鞘入り口からはじめ，18G針のカット面を垂直にして下からすくうイメージでスイングさせながら，5mm間隔で5箇所ほど，母指では2箇所ほど刺入位置を遠位方向へずらしながら靱帯性腱鞘(線維鞘，プーリー，図2)を切開していく。靱帯性腱鞘の横走線維を切開する手応えを感じながら2〜3回スイングを抵抗がなくなるまで繰り返す。最後に患者に自動屈伸をさせ，弾発現象の消失を確認する。わずかなクリックも完全になくなるまで切開するが，近位側の腱鞘切開が不完全のことが多いため近位に追加操作する。屈筋腱腱鞘ガングリオンを伴う例ではガングリオンの穿刺・排液後，同様の操作で経皮腱鞘切開を行う[5]。

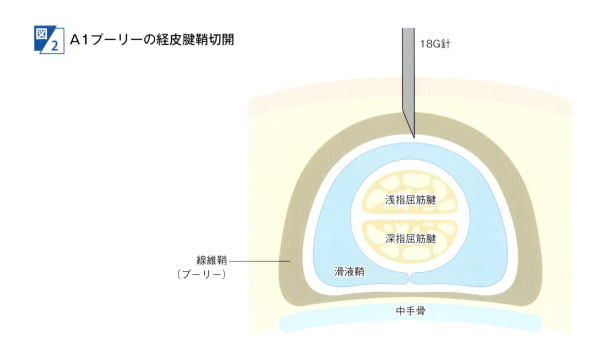

図2 A1プーリーの経皮腱鞘切開

Point コツ&注意点

動画2　症例1：右母指Grade 5bでIP関節屈曲不能
- マーキング，27G針で1%キシロカイン®2cc皮下・腱鞘内注。18G針を母指手掌指節皮線より5mm近位より斜めに刺入，2～3回のスイングで切離を進め，3回刺入で終了。自・他動運動でclickなしを確認する。

【動画2】

【動画3】

動画3　症例2：左母指Grade 5bでIP関節屈曲不能
- マーキング，駆血・止血後27G針で1%キシロカイン® 2cc皮下・腱鞘内注。18G針を母指手掌指節皮線より5mm近位より斜めに刺入。2～3回のスイングで切離。母指は1回刺入で終了することが多い。自・他動運動でclickなしを確認する。

動画4　症例3：右小指Grade 5b
- マーキング，手根管遠位出口への輻湊のため小指長軸の延長上にはマーキングがないことに注意。27G針で1%キシロカイン® 3cc皮下・腱鞘内注。遠位手掌皮線上より斜めに刺入。2～3回のスイングで切離を進め5回の刺入で終了。小指の屈伸を確認する。

【動画4】

【動画5】

動画5　症例4：右示・中・環指Grade 5b，5b，5bで中指はガングリオンを伴う
- マーキング後，駆血・止血帯使用，27G針で1%キシロカイン®を各指3ccずつ皮下・腱鞘内注，ガングリオン周囲にも皮下注。術者の位置より遠い示指より順次18G針をそれぞれで変えつつ操作を進める。中指は18G針でガングリオン穿刺・排液後，経皮腱鞘切開する。術後各指を他動伸展後，それぞれの自動屈伸可能を確認する。

動画6　症例5：右中指Grade 4（右示・環指は先に終了）
- Grade IVの症例でロッキング状態のままマーキング。27G針で1%キシロカイン® 3cc皮下・腱鞘内注。18G針で順次切離を進める。途中でロッキング消失。中指の自動屈伸を確認して終了。

【動画6】

術後処置

　術後はバルキードレッシングを行い術直後よりの自動運動を指導する。翌朝から除去し防水テープで保護し日常生活を許可する。術後2～3日は刺入部の腫脹・痛みがあるが，しだいに消失し，4日後の再診時に完全屈伸を確認する。疼痛・腫脹のあるときはステロイド薬の内服漸減療法を行う。

文献

1) 橋詰博行，名越　充，太田裕介，ほか．手根管症候群，弾発指．関節外科 1997；16：70-6．
2) Nagoshi M, Hashizume H, Nishida K, et al. Percutaneous release for trigger finger in idiopathic and hemodialysis patients. Acta Med Okayama 1997；51：155-8．
3) 篠田潤子，橋詰博行，名越　充，ほか．弾発指に対する皮下腱鞘切開の治療経験．中四整外会誌 1999；11：365-8．
4) 橋詰博行，名越　充．ばね指の最小侵襲手術のコツ：弾発指に対する皮下腱鞘切開-私はこうしている-．整外最小侵襲術誌 2005；34：26-30．
5) 竹下　歩，橋詰博行，小坂義樹．腱鞘ガングリオンに対する経皮腱鞘切開術を併用した穿刺術の検討．日手外科会誌 2019；36：130-3．

バックナンバーのご案内

No.1 膝関節の再建手術
担当編集　松田秀一／212ページ・Web動画35本，2022年1月発行，定価12,100円（10%税込）

No.2 肩外傷の治療とリバース型人工肩関節置換術
担当編集　今井晋二／204ページ・Web動画6本，2022年5月発行，定価12,100円（10%税込）

No.3 ベーシックな脊椎除圧術のすべて
担当編集　今釜史郎／168ページ・Web動画19本，2022年7月発行，定価12,100円（10%税込）

No.4 下肢の骨折手術① 骨盤・大腿骨
企画・編集　野田知之／216ページ・Web動画20本，2022年10月発行，定価12,100円（10%税込）

No.5 上肢の人工関節手術
担当編集　今井晋二／148ページ・Web動画24本，2023年2月発行，定価12,100円（10%税込）

No.6 脊椎固定術の基本手技
担当編集　今釜史郎／184ページ・Web動画15本，2023年5月発行，定価12,100円（10%税込）

No.7 下肢の骨折手術② 膝～足部
企画・編集　渡部欣忍／188ページ・Web動画14本，2023年8月発行，定価12,100円（10%税込）

No.8 股関節の再建手術
担当編集　松田秀一／216ページ・Web動画19本，2023年11月発行，定価12,100円（10%税込）

No.9 脊椎手術の合併症予防とトラブルシューティング
担当編集　今釜史郎／168ページ・WEB動画12本，2024年2月発行，定価12,100円（10%税込）

No.10 股・膝関節の鏡視下手術
担当編集　松田秀一／176ページ・WEB動画32本，2024年5月発行，定価12,100円（10%税込）

No.11 最小侵襲脊椎外科
企画・編集　佐藤公治／204ページ・Web動画26本，2024年8月発行，定価12,100円（10%税込）

No.12 上肢の関節鏡視下手術

担当編集　今井晋二／164ページ・WEB動画20本，2024年11月発行，定価12,100円（10%税込）

Ⅰ　肩関節

肩関節鏡手術の基本手技／腱板断裂に対する鏡視下腱板修復術／広範囲腱板断裂に対する鏡視下肩上方関節包再建術／肩鎖関節脱臼に対する鏡視補助下靱帯再建術／肩不安定症に対する鏡視下Bankart修復術／鏡視下Bankart・Bristow法

Ⅱ　肘関節

肘関節鏡手術の基本手技／肘離断性骨軟骨炎に対する鏡視下手術／上腕骨外側上顆炎に対する鏡視下手術／肘スポーツ障害に対する鏡視下手術

Ⅲ　手関節

手関節鏡手術の基本手技／橈骨遠位端骨折に対する鏡視下整復術／TFCC損傷に対する鏡視下縫合術／月状三角骨障害に対する鏡視下手術－尺骨短縮術・鏡視下デブリドマン・月状三角骨間仮固定

基本的手術手技

de Quervain病の基本手術手技／手関節ガングリオンの基本知識と手関節手術

No.13 脊椎の再建法—すべり症から脊柱変形まで

担当編集　今釜史郎／184ページ・Web動画11本，2025年2月発行，定価13,200円（10%税込）

Ⅰ　頚椎

頚椎のすべりと変形に対する前方からの矯正固定法／頚椎のすべり症・不安定症・変形に対する後方手術／頚胸椎移行部の変形に対する前方手術（上位胸椎への前方アプローチを用いた後方前方手術）

Ⅱ　胸椎

特発性側弯症に対する後方矯正手術／胸椎側弯症（思春期〜青年期）に対する後方手術－椎弓根スクリューと椎弓下ケーブルを併用したハイブリッド法／骨粗鬆症性椎体骨折・溶骨性脊椎腫瘍に対するBalloon Kyphoplastyを用いた脊椎再建法／成人脊柱変形手術－脊椎後弯を含む骨粗鬆症性椎体骨折に対する椎体形成術を併用した支柱再建／特発性胸椎側弯症遺残変形に対する後方矯正固定術／成人脊柱変形に対する胸椎椎体骨切り術／骨欠損や椎体圧潰を併発した胸腰椎化膿性脊椎炎に対する脊椎固定術

Ⅲ　腰・仙椎

腰椎変性すべり症，分離すべり症に対する矯正固定術／成人脊柱変形に対するpedicle subtraction osteotomy（PSO）／成人脊柱変形手術時のポイント（PT矯正のためのdirect pelvis manipulation technique）／成人脊柱変形—LIFとPPSを用いた矯正のポイント，適応と限界／側臥位におけるL5/S1低侵襲前側方固定術（OLIF51™）

基本的手術手技

脊柱変形手術におけるhalo牽引の基本手技／脊柱変形矯正手術後新規麻痺発生を防ぐ術中脊髄モニタリングのポイント

■年間購読お申し込み・バックナンバー購入方法

・年間購読およびバックナンバー申し込みの際は，最寄りの医書店または小社営業部へご注文ください。
・小社ホームページからでもご注文いただけます。
・ホームページでは，本書に紹介されていないバックナンバーの目次の詳細・サンプルページもご覧いただけます。

【お問い合わせ先／ホームページ】
株式会社メジカルビュー社　〒162-0845 東京都新宿区市谷本村町2-30　Tel：03-5228-2050
E-mail：eigyo@medicalview.co.jp（営業部）　URL：https://www.medicalview.co.jp

エキスパートのノウハウが，豊富な鏡視像とダイナミックなイラストでまるわかり！

改訂第2版 ゼロからマスター
手・肘の鏡視下手術
パーフェクトマスターへの道

著者 中村 俊康　国際医療福祉大学医学部教授／山王病院整形外科部長

Web動画 配信中！

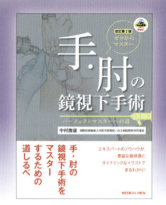

ロングセラーが最新情報にアップデート！ 手・肘の鏡視下手術のノウハウを，豊富な鏡視像とイラストで初版以上にダイナミックに解説。
必要最小限のポータルを駆使しながら関節鏡と各種器具を使いこなし，病変部を的確に処理していく著者の手技がビジュアルで理解できる構成。要所ではストリーミング動画も視聴可能。
"パーフェクトマスターへの道 3カ条"や〈Point〉〈Pitfall〉〈ひと言〉など，使える情報も満載！

定価14,300円
（本体13,000円＋税10%）
B5変型判・276頁・オールカラー
イラスト240点，写真320点
ストリーミング動画付き
ISBN978-4-7583-1898-3

肩の鏡視下手術，始めるならまずこの1冊。「イチからマスター」？ いえいえ「ゼロから」です！

改訂第2版　ゼロからマスター
著者 中川 照彦　同愛記念病院副院長

肩の鏡視下手術

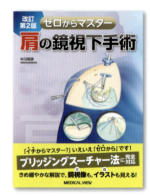

新たにブリッジングスーチャー法にも完全対応し，よりわかりやすくパワーアップして改訂！
『基礎知識』では，手術機器やセットアップ法，各種ポータルの作製法と縫合法を解説。
『代表的手術』では，腱板断裂や反復性肩関節脱臼を中心に初心者が行う機会の多い疾患を取り上げ，手術手技の手順を一つひとつ省略することなく，イラストと鏡視像で丁寧に解説。
初心者が起こしやすい失敗の回避法やレスキュー法は必見。

定価 17,600円
（本体16,000円＋税10%）
B5変型判・368頁・オールカラー
イラスト300点，写真700点
ISBN978-4-7583-1379-7

執刀医となった日から即役立つ！ 基本的な手技を学べる 現場に即した手術書シリーズ

新 執刀医のための サージカルテクニック
上肢
Surgical Techniques for Masters Upper Extremity

担当編集 長尾 聡哉　板橋区医師会病院整形外科部長
日本大学医学部整形外科学系整形外科学分野講師

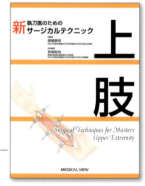

定価15,400円
（本体14,000円＋税10%）
B5変型判・296頁・オールカラー
イラスト370点，写真146点
ISBN978-4-7583-1860-0

そろそろ助手を卒業ですか？
実は執刀医は 手術のこんなところに
注意しているんです！

脊椎
総編集・担当編集 徳橋 泰明
定価14,300円（本体13,000円＋税）
256頁・イラスト300点
ISBN978-4-7583-1862-4

下肢
担当編集 齋藤 修
定価15,400円（本体14,000円＋税）
280頁・イラスト340点，写真70点
ISBN978-4-7583-1861-7

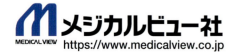
メジカルビュー社
https://www.medicalview.co.jp

※ご注文，お問い合わせは最寄りの医書取扱店または直接弊社営業部まで。
〒162-0845　東京都新宿区市谷本村町2番30号
TEL.03（5228）2050　FAX.03（5228）2059
E-mail（営業部）eigyo@medicalview.co.jp

スマートフォンで書籍の内容紹介や目次がご覧いただけます。

次号予告

2025年7月刊行予定

—No.15—

小児の骨折と手術

企画・編集

大谷卓也

Ⅰ 基本的事項：骨折の診断，治療に入る前に

小児の骨折総論：診断と治療を始める前に知っておくべき基本事項	柿崎　潤
被虐待児症候群	中川敬介
肘内障の診断と治療	都丸洋平

Ⅱ 上肢の骨折

手，手指の骨折	西脇正夫
橈骨遠位骨折・骨端線損傷	永峯佑二
Monteggia骨折：新鮮例，尺骨plastic bowing例，陳旧例	及川泰宏
前腕骨幹部骨折	山田俊之
上腕骨内側・外側顆部骨折と遠位骨端離開	根本菜穂
上腕骨顆上骨折	高木岳彦
小児上腕骨骨幹部骨折，近位骨端線損傷	齋藤太一

Ⅲ 下肢の骨折

足部・足趾の骨折（中足骨骨折）	垣花昌隆
小児の足関節周囲骨折	木村　正
脛骨骨幹部骨折・近位骨端線損傷	田村太資
大腿骨骨幹部骨折・遠位骨端線損傷	入江太一
大腿骨頚部骨折	中村幸之
小児の膝周囲の裂離骨折	大島洋平
上前腸骨棘，下前腸骨棘，坐骨結節裂離骨折に対する観血的整復固定術	佐久間昭利ほか

※巻タイトル，項目は一部変更になる場合がございます。

新OS NEXUS No.14
上肢の関節温存手術—考え方の基本と実際

2025年4月10日　第1版第1刷発行

■編集委員　松田秀一・今井晋二・今釜史郎

■担当
　編集委員　今井晋二　いまい　しんじ

■発行者　吉田富生

■発行所　株式会社メジカルビュー社
　　　　　〒162-0845 東京都新宿区市谷本村町2-30
　　　　　電話　03(5228)2050(代表)
　　　　　ホームページ https://www.medicalview.co.jp/
　　　　　- -
　　　　　営業部　FAX 03(5228)2059
　　　　　　　　　E-mail eigyo@medicalview.co.jp
　　　　　- -
　　　　　編集部　FAX 03(5228)2062
　　　　　　　　　E-mail ed@medicalview.co.jp

■印刷所　シナノ印刷株式会社

ISBN978-4-7583-2164-8 C3347

ⓒ MEDICAL VIEW, 2025. Printed in Japan

・本書に掲載された著作物の複写・複製・転載・翻訳・データベースへの取り込みおよび送信(送信可能化権を含む)・上映・譲渡に関する許諾権は，(株)メジカルビュー社が保有しています．
・ JCOPY 〈出版者著作権管理機構 委託出版物〉
　本書の無断複製は著作権法上での例外を除き禁じられています．複製される場合は，そのつど事前に，出版者著作権管理機構(電話 03-5244-5088，FAX 03-5244-5089，e-mail：info@jcopy.or.jp)の許諾を得てください．

・本書をコピー，スキャン，デジタルデータ化するなどの複製を無許諾で行う行為は，著作権法上での限られた例外(「私的使用のための複製」など)を除き禁じられています．大学，病院，企業などにおいて，研究活動，診察を含み業務上使用する目的で上記の行為を行うことは私的使用には該当せず違法です．また私的使用のためであっても，代行業者等の第三者に依頼して上記の行為を行うことは違法となります．